二十四節氣
養生美容書

中醫師 王玫君 著

chapter 1

二十四節氣概說 7

chapter 2

春季六節氣如何吃出美麗 27

chapter 3

夏季六節氣如何吃出美麗 63

chapter 4

秋季六節氣如何吃出美麗 107

chapter 5

冬季六節氣如何吃出美麗 147

Appendix 附錄

二十四節氣美容藥膳食譜 185

chapter

1

二十四節氣

概說

二十四節氣的由來

春雨驚春清穀天，夏滿芒夏暑相連，
秋處露秋寒霜降，冬雪雪冬小大寒。
——二十四節氣歌

二十四節氣起源於黃河流域。遠古時代，人們注意到在不同的季節，同一時間的太陽位置會有高低不同，於是在地上立了一根竹竿，觀察竹竿影子的長短變化，把中午竹竿影子最短的那一天定為夏至，而中午竹竿影子最長的那一天定為冬至。後來又發現在春秋兩季各有一天晝夜長短相等，便把這二天分別定為春分和秋分。但由於春分、夏至、秋分、冬至相隔的時間太長，無法滿足農事生產上的需要，又陸續制定了其他節氣。大約在戰國時代，就已經定出了立春、春分、立夏、夏至、立秋、秋分、立冬、冬至等八個節氣名稱。這八個節氣，清楚劃分出一年的四季。後來經過人們不斷的研究與改進，到了秦漢年間，二十四節氣的名稱已經完全確立。

二十四節氣指出氣候變化、雨水多寡和霜期長短，是人們長期對天文、氣象、物候進行觀測的結果。自西漢起，便歷代沿用二十四節氣來指導人們安排農活，進行播種、田間管理等農事活動。從其中也發展出養生學，教導人們依著節氣在日常生活及飲食調養上做一些正確的保養以保持身體健康。

二十四節氣是根據地球在環繞太陽運行軌道上所處位置而劃定的。人們把這個公轉軌道稱為太陽黃經，將其分為三六〇度。每年的陽曆三月二十一日，太陽直射地球赤道時，南北半球晝夜平分，這一天為春分，太陽到達黃經〇度，以後每運行十五度即為一個節氣（但是在農民曆中，則以立春為二十四節氣的第一個節氣）。也就是說，地球繞太陽公轉一周是三六〇度，以春分時為〇度，清明時為十五度，以後每隔十五度為一個節氣，一個月有兩個節氣，一年共有二十四個節氣。

二十四節氣在現行的陽曆中日期基本固定，上半年在六日、二十一日，下半年在八日、二十三日，前後約差一～二天。

【二十四節氣七言詩】

地球繞著太陽轉，繞完一圈是一年。
一年分成十二月，二十四節緊相連。
按照西曆來推算，每月兩氣不改變。
上半年是六、廿一，下半年逢八、廿三。
這些就是交節日，有差不過一兩天。
二十四節有先後，下列口訣記心間：
一月小寒接大寒，二月立春雨水連；
驚蟄春分在三月，清明穀雨四月天；
五月立夏和小滿，六月芒種夏至連；

七月大暑和小暑，立秋處暑八月間；
九月白露接秋分，寒露霜降十月全；
立冬小雪十一月，大雪冬至迎新年。
抓緊季節忙生產，種收及時保豐年。

二十四節氣命名的含義

二十四節氣的名稱，有的表示寒暑氣候變化（立春、春分、立夏、夏至、立秋、秋分、立冬、冬至），有的則象徵溫度變化（小暑、大暑、處暑、小寒、大寒），還有反映降水的情況（雨水、穀雨、白露、寒露、霜降、小雪、大雪），以及反映物候或農事活動（驚蟄、清明、小滿、芒種）。

二十四節氣的排列順序依次是：立春、雨水、驚蟄、春分、清明、穀雨、立夏、小滿、芒種、夏至、小暑、大暑、立秋、處暑、白露、秋分、寒露、霜降、立冬、小雪、大雪、冬至、小寒、大寒。

【立春】立春是二十四節氣的第一個節氣。「立」是開始的意思，表示春天來了，天氣回暖，萬物復甦，生機勃勃，一年四季將就此開始。

【雨水】這個節氣表示開始要下雨了。這時氣候逐漸回暖，冰雪融化，雨水增多，空氣溼度增加。

【驚蟄】春雷響了，蟄伏的各種冬眠動物都甦醒了，過冬的蟲卵也要開始孵化。這個節氣代表春意漸濃，氣溫升高。

【春分】這一天南北兩半球晝夜相等，所以叫春分。春分日以後太陽直射位置便向北移，北半球晝長夜短，南半球則相反。

【清明】天氣變暖和，草木發新芽，農民忙於春耕。清明節這一天，有些人家會在

【白露】此時期各地氣溫下降很快，天氣涼爽，晚上貼近地面的水氣會在草木上結成白色露珠，白露便是由此得名。此時夜間較涼，會有露水，北風逐漸颳起，日夜溫差大。

【秋分】這一天是秋季九〇天的中分點，因而稱為秋分。在秋分這一天，陽光會直射赤道，晝夜等長。從這一天起，陽光直射位置繼續由赤道向南半球推移，北半球開始晝短夜長。

【寒露】白露後，天氣轉涼，開始出現露水，到了寒露，氣溫更低，夜間都有露水，早晚溫差變化愈來愈大。

【霜降】這時候開始有霜。霜是地面的水氣遇到寒冷天氣凝結而成的，霜降並不是降霜，而是天氣寒冷所造成的。

【立冬】冬季開始，但天氣不會太冷，東北季風開始轉強，有些寒意。

【小雪】氣溫下降，黃河流域開始降雪。但還不到大雪紛飛的時節，所以叫小雪。這個時候台灣並無雪，只是天氣一天比一天冷，偶爾會有短暫寒流。

【大雪】大雪前後，黃河流域一帶漸有積雪，降雪天數和降雪量比小雪節氣增多。台灣只有少數高山可見到雪，北部冬季則經常會下雨。

【冬至】這一天晝最短，夜最長。冬至以後，陽光直射位置逐漸向北移動，北半球的白天逐漸變長。開始會感到寒冷，經常有寒流自中國大陸北方南下。

【小寒】這個節氣表示開始進入冬季寒冷的季節。小寒以後，冷氣積久而寒。小寒是天氣寒冷但還沒有到極點的意思。台灣此時天氣嚴寒，經常會有西伯利亞的寒流南下。

【大寒】大寒是一年中最後一個節氣，也是一年中最寒冷的時期。

二十四節氣美容食補法

《黃帝內經・素問・四氣調神大論》*：「夫四時陰陽者，萬物之根本也，所以聖人春夏養陽，秋冬養陰，以從其根，故與萬物沉浮於生長之門。逆其根，則伐其本，壞其真矣。故陰陽四時者，萬物之終始也，死生之本也，逆之則災害生，從之則苛疾不起，是謂得道。」

早在兩千多年前，我們的老祖宗就發現，人生活於自然界，是自然界組成的一部分，惟有順應自然界的變化調整自己的飲食作息，身體才能常保健康。在一年四

*註：《素問》，現存最早的中醫理論著作，約成書於戰國。

季中，春夏屬陽，秋冬屬陰。自然節氣也隨著氣候的變遷而有春生、夏長、秋收、冬藏的變化。因此，人們在春夏之時，要順其自然保養陽氣；秋冬之時，應保養陰氣，故有「春夏養陽，秋冬養陰」之說。

古人更發現到，人體臟腑的功能運作與大自然的關係密切：

「心者，生之本，神之變也，其華在面，其充在血脈，為陽中之太陽，通於夏氣。肺者，氣之本，魄之處也，其華在毛，其充在皮，為陽中之太陰，通於秋氣。腎者，主蟄，封藏之本，精之處也，其華在髮，其充在骨，為陰中之少陰，通於冬氣。肝者，罷極之本，魂之居也，其華在爪，其充在筋，以生血氣，其味酸，其色蒼，為陽中之少陽，通於春氣。」

——《素問・六節臟象論》

人體的五臟和四季之氣是相通的，「肝通於春氣」「心通於夏氣」「肺通於秋氣」「腎通於冬氣」那「脾」呢？「脾通於長夏」，「長夏」是指三伏左右這段時間，這是一年中氣溫最高且又最潮溼的時候。

一年四季之氣與人體的五臟相通，在春季時是保養「肝」最好的時機。「肝」保養的好，可以反應在我們的指甲，光滑平整；也可以反應在筋脈，關節活動流利。對於女性來說，「肝」保養得好，內分泌代謝就正常，月經調和，經期規則，自然就會容光煥發，神采飛揚。

夏季是保養「心」的好時機，「心」保養得好，面色就紅潤光澤無斑，全身血脈充盈，精神好，體力好，頭腦也清晰。

秋季是保養「肺」的好時機，「肺」保養得好，毛孔開闔正常，不但可以使皮膚新陳代謝正常、膚質好，更可使皮膚擔當起人體免疫系統第一道防線的功能，讓疾病自然遠離。

長夏時節是保養「脾」的好時機。我們吃進去的食物都要靠脾胃系統來吸收消

chapter

2

春季六節氣
如何吃出美麗

《攝生消息論》曰：春陽初升，萬物發萌，人有宿疾，春氣攻動，又兼去冬以來，……腰腳無力，皆冬所蓄之疾，是務調理。

調理法：勿多食酸味，減酸以養脾氣。

（春，肝木正旺，酸味屬木，脾屬土，恐酸味助木克土，令脾受病。）

宜常食新韭，大益人。過春後勿食，多昏神。……

……乍寒乍暖，不可頓去綿衣，漸漸減之。稍寒莫強忍，即仍加服。

——《壽世傳真．修養宜四時調理》（清．徐文弼）

「肝通於春氣」，依中醫學的觀點，「肝」的生理功能為「肝主疏泄」，即「肝」負責人體氣機的調暢，氣機不暢時，會造成情緒方面的疾病，像是鬱悶不樂或情緒不穩、睡眠障礙等。也可能造成脾胃方面的疾病，例如腹痛腹瀉、脹氣噁心等。另外，還有可能造成女性月經不調、經痛、白帶等婦科疾病。

春季保養，就是要順應「肝」的升發之性，以養肝護肝。肝具有調節氣血、幫助脾胃消化食物、吸收營養的功能，以及調暢情志、疏理氣機的作用。

《素問・臟氣法時論》：「肝主春……肝苦急，急食甘以緩之。……肝欲散，急食辛以散之，用辛補之，酸瀉之。」

春季美容飲食調養，以「升發陽氣、養陰柔肝、疏泄條達」為原則。此外，春天要少吃酸味的食品，多吃點甘味的食品，以補養脾胃之氣。中醫認為，甘味食物能滋補脾胃，而酸味入肝，其性收斂，多吃酸味食物不利於春天陽氣的升發和肝氣的疏泄，還會使本來就偏旺的肝氣更加旺盛，對脾胃產生不良影響，妨礙食物正常消化吸收。

一般而言，酸性食物大多為水果類，春季水果有柳丁、柑橘、番茄、草莓、奇異果、葡萄等，這些食物含有人體所需要的維生素、礦物質等營養素，但在攝取上仍應適量。

春季指的是從立春之日起到立夏之日止，包括立春、雨水、驚蟄、春分、清明、穀雨六個節氣。

立春

律回歲晚冰霜少，春到人間草木知。
便覺眼前生意滿，東風吹水綠參差。

——〈立春偶成〉（南宋・張栻）

立春在每年陽曆二月四日前後，是一年開始的第一個節氣。立春開始，天氣由寒轉暖，溫度漸漸上升，萬物欣欣向榮。

在立春期間，台灣的平均氣溫約為一七・六度，最高溫約為二一・四度，最低溫則約為一四・八度。台灣地處熱帶與亞熱帶交會之處，儘管氣溫開始回升，但不代表已脫離寒冷，其時氣候陰晴不定，氣溫變化大，除了衣物上仍應注意保暖，飲食上也要注意溫養陽氣。

立春節氣美容食補以「養陽升補」為原則，以順應春日升發之氣。「陽」是陽氣，泛指功能。中醫認為，「陽氣者，衛外而為固」，意思是說，陽氣對人體能發揮保衛的功用，可以增強人體抗病能力，避免遭受自然界六淫*之氣的侵襲。從立春之日起，人體肝陽之氣開始升發，根據春季陽氣升發的特點，美容食補的重點就是趁此時節補養我們的陽氣，調暢肝氣。

所謂立春美容食補要注意「養陽」，就是要吃一些能夠溫補陽氣的食物，這樣可以增強我們的抵抗力，宜選辛、甘、溫之品，且清淡為佳，忌生冷油膩的食物。

性味辛甘平溫的食物有蔥、香菜、韭菜、洋蔥、芥菜、茼蒿、芹菜、牛蒡、黃豆芽、皇帝豆、南瓜、芭樂；性味甘平的食物有豌豆苗、黑木耳、銀耳、秀珍菇、杏鮑菇、香菇、金針菇、菠菜、高麗菜、青江菜、花椰菜、小白菜、甜椒、胡蘿蔔、苜蓿芽、豌豆、山藥、地瓜、印度棗、蘋果、蓮霧、釋迦等。

＊註：六淫，指包括風、寒、暑、濕、燥、火六種源於外界導致人生病的元素。

立春節氣

精選節氣食材：**蔥**

蔥味辛、性溫，歸肺、胃經。能刺激汗腺，有發汗作用，並可促進消化液分泌，有健胃作用。

蔥含有維生素 B1、B2、菸鹼素、B6、維生素 C、β - 胡蘿蔔素、膳食纖維等營養素。蔥葉的部分含有 β - 胡蘿蔔素、維生素 C 和鈣質，營養成分比蔥白高出許多。蔥還含有硒元素，具有抗氧化、抗老化的功能。

烹調高蛋白質食物時，加入少量的蔥能提高人體對蛋白質的吸收。

注意事項：

❶ 多汗的人以及有狐臭者不宜食用過多。

❷ 不要與蜂蜜同食，容易造成腹瀉。

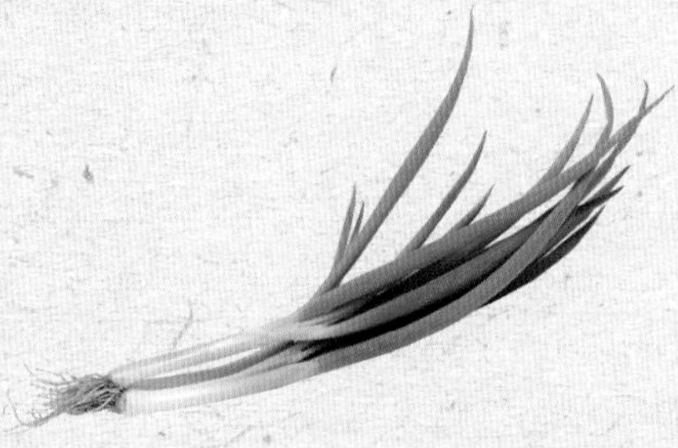

美容食補譜：大蔥豬骨補鈣湯

材料：蔥 … 兩根，豬大骨 … 適量，
紅棗 … 十粒，薑 … 數片

調味料：鹽 … 適量

做法：

❶ 將蔥洗淨切段；紅棗洗淨去核；豬大骨洗淨，放入沸水中略微汆燙，撈出洗去浮沫。

❷ 鍋中注入清水燒開，放入豬大骨、一半蔥段、薑片與紅棗，煮沸後轉小火繼續煮約一小時，然後放入另一半蔥段與鹽調味即可。

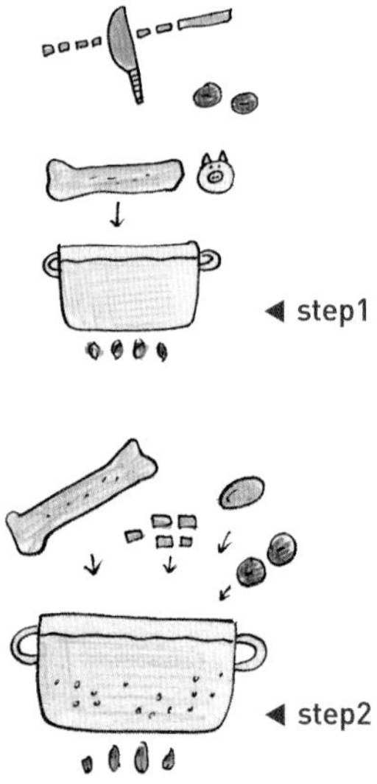

功效：此道湯品具發汗排水、消除水腫及補充鈣質、預防骨質疏鬆的功效。

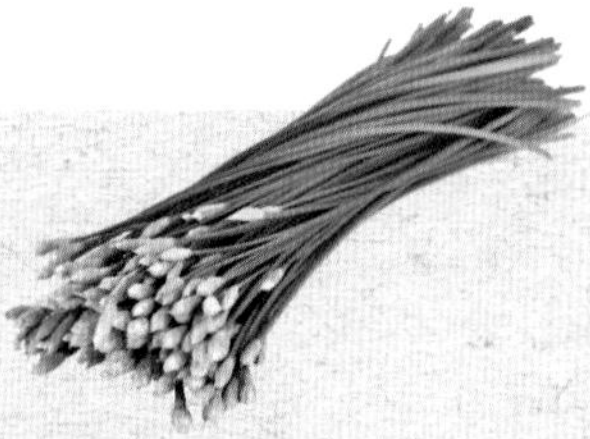

精選節氣食材：韭菜

韭菜味辛、性溫，歸肝、胃、腎經。具溫中開胃、行氣活血及補腎助腸的作用。

韭菜古稱「起陽草」，味道芳香濃郁，有溫補陽氣，調暢肝氣，增強脾胃功能的作用，可促進血液循環，改善手腳冰冷，是立春養陽佳品。

韭菜還有另外一個俗稱，叫「洗腸草」，因為它含有大量粗纖維，可促進胃腸蠕動，清潔腸壁並促進糞便排出，使腸胃道清潔。

韭菜含有維生素C，有美膚作用；富含鐵質，能改善貧血；獨特氣味的成分能調整自律神經，可改善月經不順，對紓解壓力也有助益；又能提高熱量代謝，肥胖的人常吃韭菜，還可減少脂肪堆積。

注意事項：

❶ **體質燥熱或患有痔瘡、眼睛發炎或易發紅者，多食韭菜會令病情加重。**

❷ **韭菜一次不能吃太多，最好控制在一餐二〇〇克以內，不能超過四〇〇克，多食易昏神、腹瀉。**

美容食補譜：韭菜雞蛋炒蝦仁

材料：蝦仁 … 適量，韭菜 … 一小把，雞蛋 … 一個

調味料：鹽、醬油、麵粉、香油 … 各適量

做法：

❶ 蝦仁洗淨後瀝乾水分待用；將韭菜洗淨，切小段備用；將雞蛋打碎加入麵粉、香油調成蛋糊，把蝦仁倒入拌勻待用。

❷ 起鍋熱油，下蝦仁翻炒至蛋糊凝住蝦仁後，放入韭菜同炒，待韭菜炒熟，放入鹽、醬油、淋香油，攪拌均勻後即可起鍋。

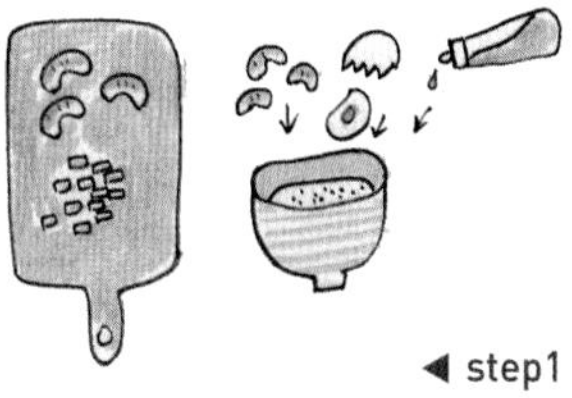

◀ step1

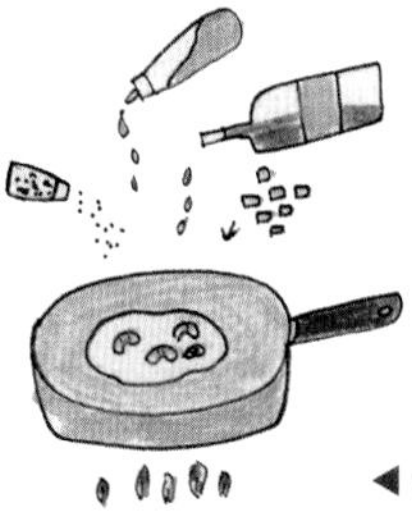

◀ step2

功效：本品能補腎陽、固腎氣、通乳汁。對於胸部發育不甚滿意的女性，可以多吃本道菜，有豐胸效果。

驚蟄節氣美容食補以「提升免疫力」為原則。

在春季時做好保養，可以為新的一年身體健康打下良好的基礎。驚蟄節氣之後，草木萌芽，生長迅速，人體的內分泌也處於相對高峰期，很容易發生月經失調、鼻子過敏、皮膚過敏等疾病。此時節保養，要順應春日陽氣升發、萬物生長的特點，讓人體的氣血、精神、情緒也如春天一樣舒暢怡然，目的則在於增強體質，不受到邪氣的侵犯。

在飲食調養上應多食用性味甘平，富含維生素、蛋白質的食物，像是一些春天可見的菇類如金針菇、草菇、香菇、珊瑚菇、杏鮑菇等，不但營養豐富，更能順應春天的升發之氣，有助於提升免疫力。其他蔬菜類則有萵苣、蘆筍、甜椒、芥藍、大白菜、皇宮菜、高麗菜、紅鳳菜、花椰菜、四季豆、豌豆、蠶豆、皇帝豆、馬鈴薯、山藥、地瓜、荸薺。水果類如柳丁、枇杷、番茄、草莓、奇異果、洋香瓜、甘蔗、釋迦等。

驚蟄
節氣

精選節氣食材：杏鮑菇

杏鮑菇味甘、性平。

杏鮑菇菌肉肥厚，質地脆嫩，特別是菌柄組織緻密、結實、乳白，可全部食用，具有杏仁香味和如鮑魚般的口感，色澤也與珍貴食材鮑魚極為相似，因而得名杏鮑菇。

杏鮑菇富含多種蛋白質、碳水化合物、維生素及鈣、鎂、銅、鋅等礦物質。杏鮑菇的營養豐富，而且低脂肪、低熱量，又具有防癌抗腫瘤功效，能增強淋巴球細胞的活性、強化身體免疫防禦機制、減少體內自由基的產生，還可以提高人體免疫功能，具抗癌、降血脂、潤腸胃以及美容等作用。

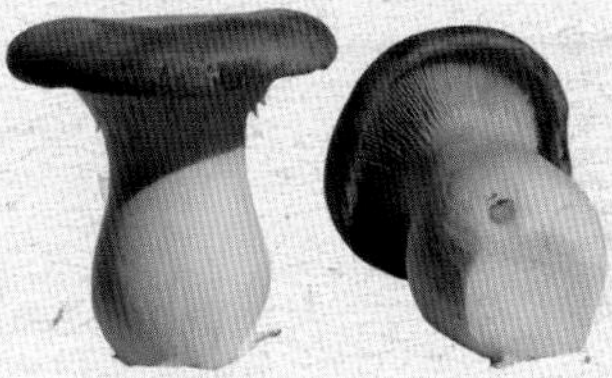

美容食補譜：蠔油杏鮑菇

材料： 杏鮑菇 … 四個，青椒 … 兩個，胡蘿蔔 … 一根
薑 … 兩片

調味料： 蠔油 … 兩湯匙，鹽 … 三分之一茶匙

做法：

❶ 將杏鮑菇、胡蘿蔔切塊，青椒切片。

❷ 在鍋裡倒油燒熱，然後放入杏鮑菇、胡蘿蔔、薑片，翻炒到杏鮑菇變軟。

❸ 倒入蠔油，調入鹽翻炒均勻，開大火把鍋裡炒出的水收一下。

❹ 放入青椒翻炒一下即可。

功效：祛脂降壓，降低膽固醇，提高免疫力。杏鮑菇及青椒都是營養價值高的食物，可促進新陳代謝，增強身體免疫力。

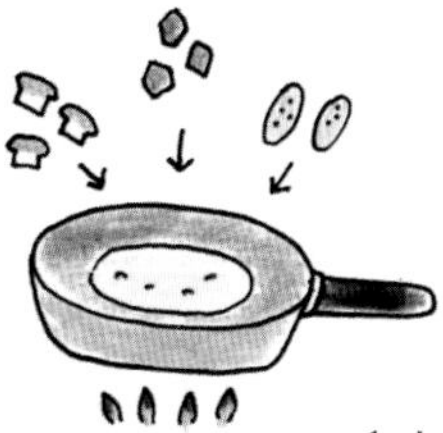

◀ step2

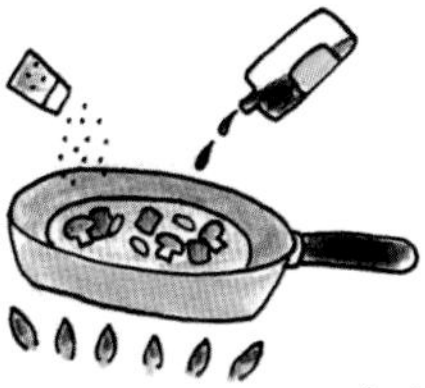

◀ step3

驚蟄節氣

精選節氣食材：**秀珍菇**

秀珍菇味甘、性平。

秀珍菇中含有維生素 B1、維生素 B2、維生素 C、菸鹼酸、鉀、鐵、鋅、鈣、鎂等營養成分。含多種胺基酸和維生素，可調節新陳代謝，具有鎮靜安神、除煩的作用。其中的胺基酸是人體所必須的重要物質，能儲存和提供熱能，具補充能量的功效。 秀珍菇是高蛋白、低脂肪的營養食品，能提供人體熱量又不會發胖，很適合愛美的女性食用。

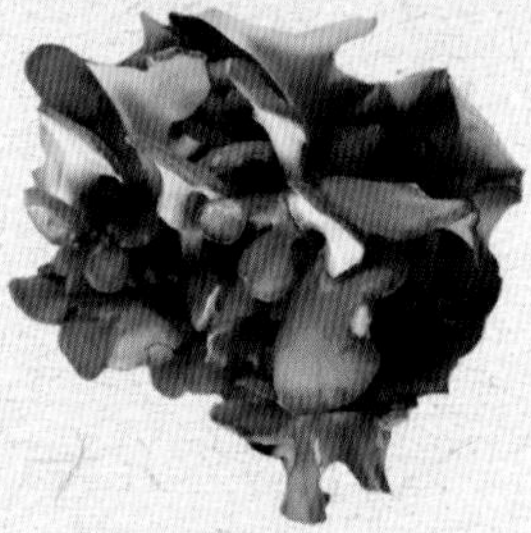

美容食補譜：**秀珍菇炒肉絲**

材料：秀珍菇 … 二〇〇克，豬肉 … 二〇〇克，
胡蘿蔔 … 一根，蔥 … 兩根，薑片 … 適量

調味料：蛋清 … 一個，醬油、食醋、鹽、太白粉、
米酒 … 各適量

做法：

❶ 將豬肉切絲，加蛋清、鹽、米酒、太白粉拌勻備用；將胡蘿蔔去皮切片。

❷ 將胡蘿蔔、秀珍菇放入滾水中汆燙後取出，瀝乾。

❸ 熱鍋下油爆香薑片，放入肉絲翻炒，炒至變色之後放入秀珍菇、胡蘿蔔，繼續翻炒至熟。依個人口味加入鹽、醬油、醋等調味料，起鍋前加入蔥絲即可。

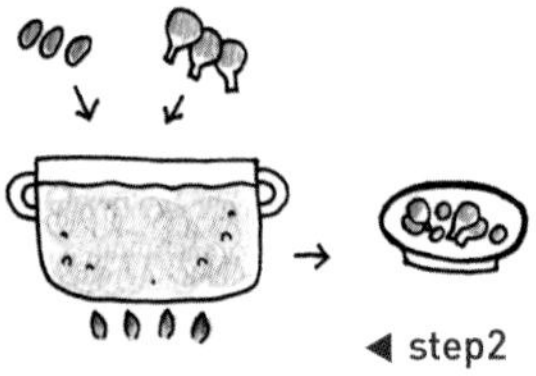

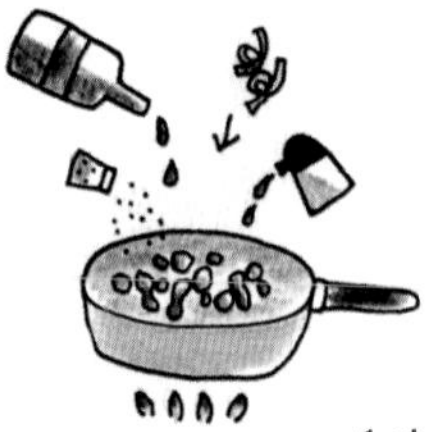

功效：本品可促進新陳代謝、增強體魄、提高免疫力。

精選節氣食材：珊瑚菇

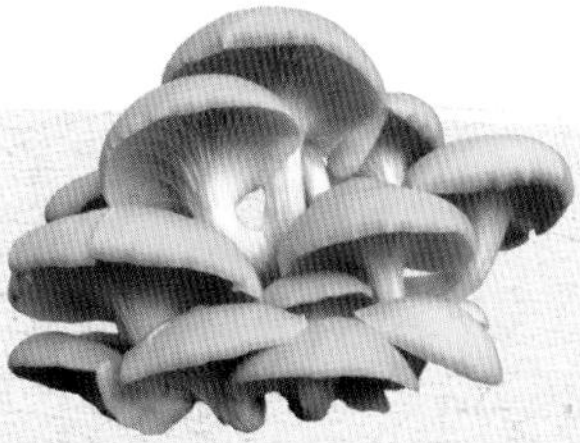

珊瑚菇味甘、性平。

珊瑚菇含豐富的蛋白質、胺基酸、維生素和膳食纖維等多種營養成分，可作為食用及藥用菇類，味道鮮美，具有滋補、強壯的功效，也有提高免疫力的功能，是高級素食料理的食材。

珊瑚菇有活血祛瘀的功效，可促進人體氣血運行，還能中和胃酸，緩解胃痛。有研究報告指出，珊瑚菇還有抑癌抗瘤的作用，能延緩和抑制癌細胞生長、擴散。

注意事項：

珊瑚菇遇熱就變色，烹調時由黃色變白色即可食用，料理時只要在滾水中稍微燙過或快炒即可，如此才能保有清脆口感，煮太久會失去鮮甜。

美容食補譜：珊瑚菇煎蛋

材料：珊瑚菇 … 半盒，蛋 … 三顆，九層塔 … 適量

調味料：香油 … 兩匙，鹽 … 兩小匙

做法：

❶ 用水將珊瑚菇稍加沖洗乾淨，去除根部髒黑的部分後用手撕小塊；將蛋打散，攪拌均勻。

❷ 在鍋中加少許油燒熱，放入珊瑚菇稍微炒一下即可盛起。

❸ 在鍋中放入蛋液，加入鹽、香油、九層塔拌勻。

❹ 倒入炒過的珊瑚菇，煎熟即可盛起。

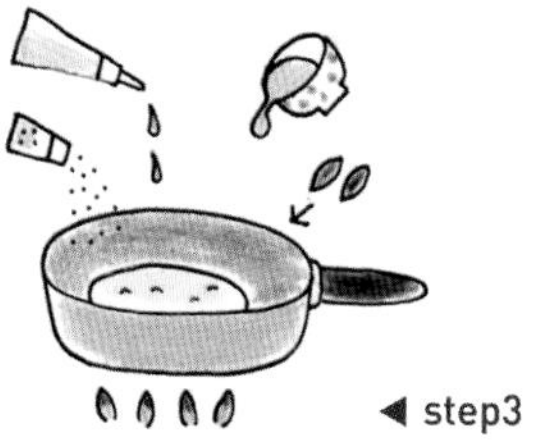

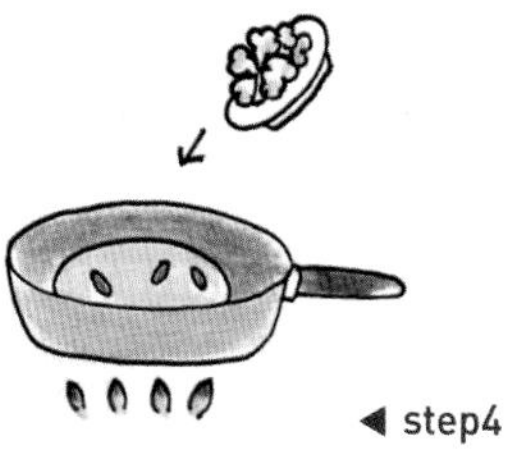

功效：珊瑚菇被稱為野生菌之花，具有滋補、強壯功效，可提高新陳代謝率、延緩老化。

春分

仲春初四日，春色正中分。綠野徘徊月，晴天斷續雲。
燕飛猶個個，花落已紛紛。思婦高樓晚，歌聲不可聞。

——〈春分日〉（北宋・徐鉉）

春分在每年陽曆的三月二十日或二十一日。「春分者，陰陽相半也。故晝夜均而寒暑平」。

這時太陽來到黃經〇度，陽光直射赤道上方，南北半球受光相等，晝夜平分。從春分之日起，太陽直射位置漸向北移，南北半球晝夜長短也隨之變化，北半球開始晝長夜短，南半球則與之相反。

春分期間，台灣平均氣溫約二〇・七度，最高溫約二四・五度，最低溫約一七・八度，溫度明顯升高，降雨量也較多。

春分節氣美容食補以「養肝補血」為原則。

春分節氣平分晝夜、寒暑，此時氣候溫和，雨水充沛，陽光明媚，人體氣血、陰陽的運行也有相應的變化。這個時節的飲食起居應特別注意維持身體的陰陽平衡態，稍有疏忽就容易出現氣血紊亂，進而導致疾病的發生。

中醫臟象學說中的「肝」有一項重要的生理功能：「肝主藏血」。意思是肝有貯藏血液、調節血量的功能，這項功能必須在肝臟本身陰陽平衡時才能維持最佳狀態。例如，當「肝陽」之氣太過旺盛時，「肝陰」即顯得相對不足，造成肝陽上亢而有頭暈頭脹、兩目昏花、視物不清等症狀。

春分時節，氣溫回升較快，人體的肝陽之氣特別旺盛，而肝陰（肝血）則相對不足，此時節美容食補的重點在於養肝補血，即「補肝陰」，這樣不但能順應春分節氣陽氣升發的特點，也能使肝臟的陰陽平衡，使我們的精神、氣血也如春天一樣舒暢調達。

春分節氣

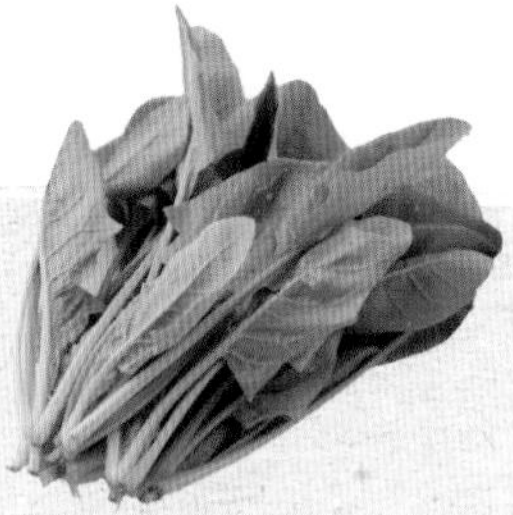

精選節氣食材：菠菜

菠菜味甘、性涼，歸腸、胃經，有養血止血，滋陰潤燥之功。

菠菜含 β - 胡蘿蔔素、葉酸、硫胺素、維生素 C、鈣、磷及蛋白質、膳食纖維等營養素。其中維生素 C 的含量比大白菜高兩倍，蛋白質含量也很高。

菠菜含鐵量高，常食用能改善缺鐵性貧血，使面色紅潤；豐富的維生素及抗氧化劑，為抗衰老的美容佳餚；高含量的膳食纖維可以促進腸胃蠕動，幫助排便；β - 胡蘿蔔素則有延緩細胞老化與保護眼睛的功能。

食用菠菜時要注意現洗、現切、現吃，不要煮爛，以保存更多的維生素 C 和鐵、鈣。

注意事項：

❶ 菠菜不要與豆腐一起煮。

❷ 菠菜不能和抗凝血劑同時食用。

美容食補譜：菠菜豬肝湯

材料：菠菜 … 二五〇克，豬肝 … 六〇克

調味料：麻油、醬油、食鹽… 適量

做法：

❶ 將菠菜洗淨後切段備用；將豬肝洗淨切薄片。

❷ 在鍋中放入適量的清水燒開。

❸ 放入菠菜及豬肝一起煮熟，以麻油、醬油、食鹽等調味即可。

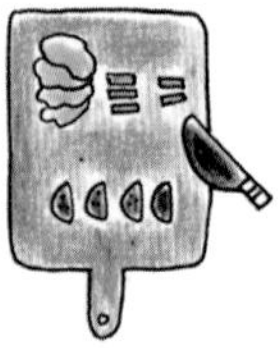

◀ step1

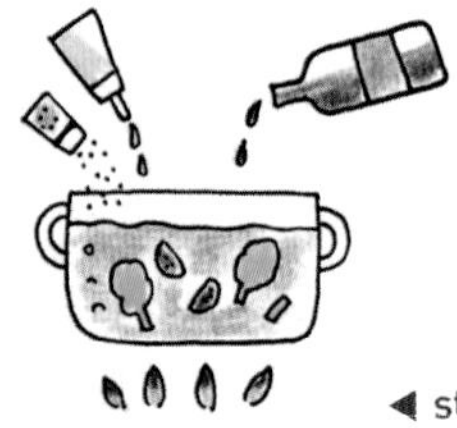

◀ step3

功效：菠菜與豬肝同為補血、明目之品，同煮食用效果更佳。食用本道佳餚可使皮膚紅潤光澤、明眸亮眼。菠菜和豬肝一起食用，更能發揮預防貧血的效用。

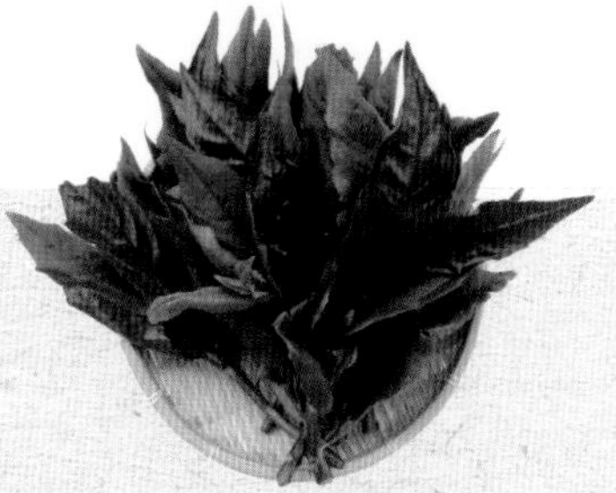

精選節氣食材：紅鳳菜

紅鳳菜含維生素 A、B2、C 及礦物質磷、鈣、鐵、鉀以及蛋白質、醣類、纖維等營養素。其含鐵豐富，是貧血者最佳補血劑；鈣質含量也很高，可強健骨骼、鞏固牙齒，還具鎮靜作用，可緩和失眠症；含鉀可幫助體內的水分代謝，消除浮腫。

紅鳳菜具有清熱解毒、涼血、活血、止血的功效。對於咳血、輕度外傷性出血、痢疾、生理痛、發炎、皮膚腫痛等能有所改善。

注意事項：

❶ **紅鳳菜屬涼性食品，脾胃寒滯者不宜多食久食。**

❷ **挑選紅鳳菜時要選葉面完整，綠色和紫紅色部分顏色鮮明，莖硬挺直易折斷者佳。**

美容食補譜：蒜炒紅鳳菜

材料：紅鳳菜 … 一把，麻油 … 適量

調味料：薑、蔥、蒜頭、米酒、鹽 … 適量

做法：

❶ 將薑切絲，蔥切段，蒜頭切細末；將紅鳳菜揀嫩葉，洗淨。

❷ 以適量麻油炒香薑絲、蔥段，接著放入紅鳳菜一起炒。

❸ 灑入一點點米酒，蓋上鍋蓋稍微悶一下。此時紅鳳菜會悶出水。

❹ 掀起鍋蓋，灑入適量的鹽。

❺ 加入切好的蒜末充分拌炒後即可起鍋。

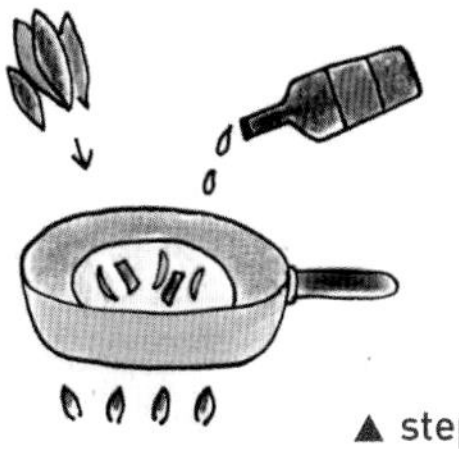

▲ step2

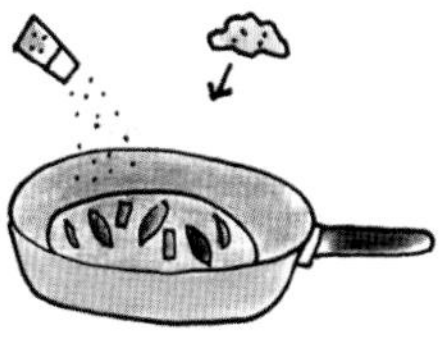

▲ step4

功效：紅鳳菜的性味甘涼，在料理時加入薑、蔥、蒜等溫性食材，可以矯正紅鳳菜的涼性，用熱油炒紅鳳菜更可以促進 β－胡蘿蔔素吸收。紅鳳菜含有豐富的鐵質及鈣質，是女性朋友的美容保健聖品。

春分
節氣

精選節氣食材：皇帝豆

皇帝豆味甘、性溫。其營養豐富，含有多種礦物質，能造血、補血，改善缺鐵性貧血，適合皮膚、指甲蒼白，容易疲倦頭暈，記憶力衰退者食用。

皇帝豆也含大量的鋅，有健腦、增強記憶力的功效，更含豐富的磷、鈣，可強化骨骼牙齒，預防骨質疏鬆。

注意事項：

容易脹氣胃痛者，不宜大量食用。

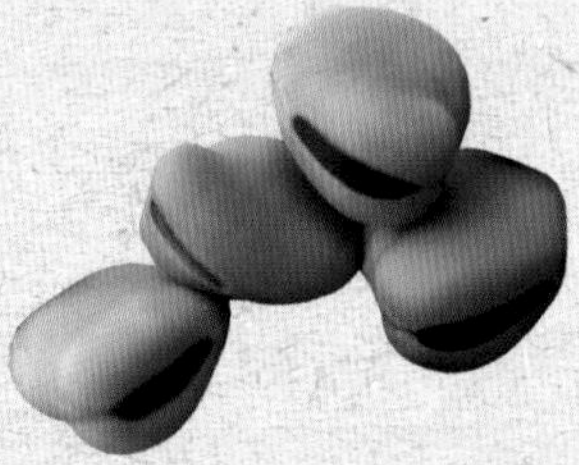

美容食補譜：皇帝豆排骨湯

材料：皇帝豆、排骨⋯各適量

調味料：鹽⋯適量

做法：

❶ 皇帝豆洗淨；排骨洗淨汆燙備用。

❷ 在湯鍋中放入適量的水及皇帝豆、排骨。

❸ 開火燉煮，待煮熟後加鹽調味即可。

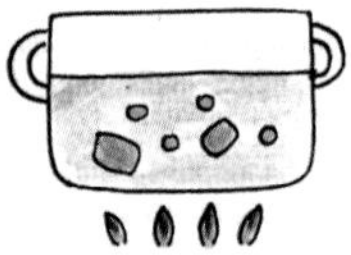

◀ step2

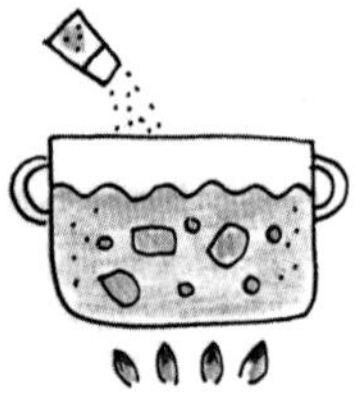

◀ step3

功效：皇帝豆含鐵量是豆類之冠，能補血，改善貧血，還具有健脾利水，除溼消腫的功用。

精選節氣食材：桑椹

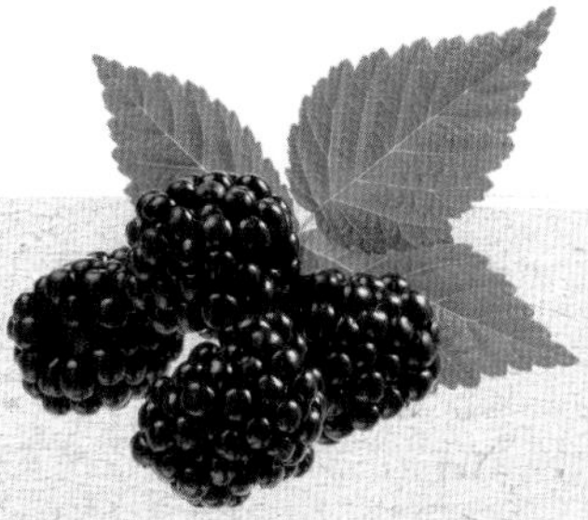

桑椹味甘、性寒，歸心、肝、腎經，具有滋陰補血、生津潤腸的功效。

桑椹含鐵量極高，可改善缺鐵性貧血，並富含礦物質磷，可鎮定神經，改善煩躁不安。桑椹中的脂肪酸則有分解脂肪、降低血脂的作用。

台灣的桑椹採收時節在每年清明前後，未成熟時果皮青白而味酸，初熟則呈淺紅色，熟透則轉為紫黑色，甜且帶有酸味。鮮食生津止渴，更可加工製成果汁、果凍、桑椹果醬及蜜餞等產品。

注意事項：

❶ 忌用鐵器熬煮。

❷ 桑椹中糖含量甚高，所以糖尿病患者忌食。

❶ 未成熟的桑椹含氰氫酸，不可食，否則會引起頭痛、呼吸不順、嘔吐等症狀。

美容食補譜：桑蜜膏

材料：鮮桑椹 … 一〇〇〇克，蜂蜜 … 適量

做法：

❶ 先將桑椹洗淨，放入鍋內。

❷ 加水煎熬兩次，過濾去渣。

❸ 用小火濃縮後，再加蜂蜜收膏，冷卻後裝瓶備用。（可放冰箱冷藏）

❹ 每次一匙，每日兩次，用沸水沖服。

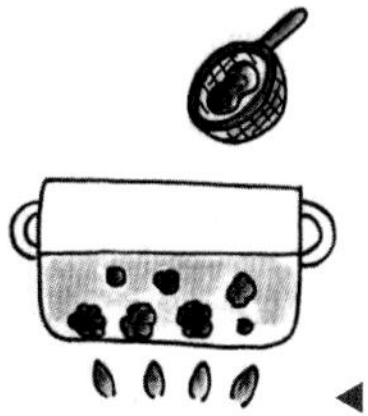

◀ step2

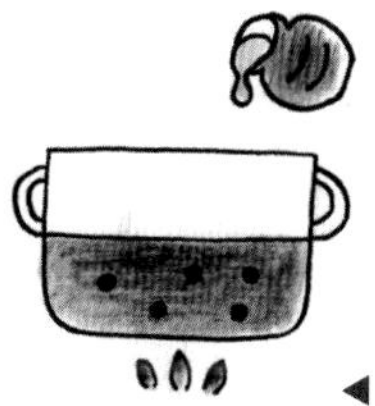

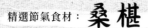

◀ step3

功效：桑椹具有滋陰補血、補肝腎、生津止渴的作用，對於肝腎陰虛、陰血不足、失眠健忘、頭髮早白等有改善作用。

清明節氣

精選節氣食材：牛蒡

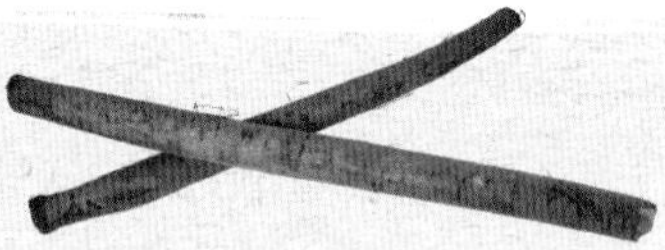

牛蒡味辛、苦，性寒，含維生素A、B群、E，芥子油，及礦物質鈣、鐵、磷、鋅、鎂，還有蛋白質、碳水化合物、膳食纖維、菊糖等營養成分。牛蒡中的胡蘿蔔素可保護黏膜細胞，避免感染；膳食纖維能讓腸胃增加蠕動，使排便順暢，排除體內毒素。

中醫認為牛蒡可清熱解毒，利咽、利尿。常吃牛蒡可以降尿酸、降膽固醇、清潔血液，退肺、胃、大腸之火。自然療法專家常將根菜類如胡蘿蔔、山藥、牛蒡等蔬菜稱為大地之子，因其根部能直接吸收大地的養分及礦物質，食用後可以增加人細胞的活力和元氣。

注意事項：

脾胃虛寒者不宜多食，多食易致腹脹泄瀉。

美容食補譜：香酥芝麻牛蒡

材料：牛蒡…一條，芝麻…適量（黑芝麻或白芝麻皆可）

麵衣：低筋麵粉…一〇〇克，蛋黃…一個，冷水…一五〇毫升

做法：

❶ 將牛蒡洗淨，刮除表皮，切成六公分左右的長段，每段再縱切成八等分，浸泡於清水中備用。

❷ 將蛋黃打散，先加入冷水拌勻，再加入麵粉，用筷子稍微攪拌均勻即可，不需要攪拌至無顆粒狀。

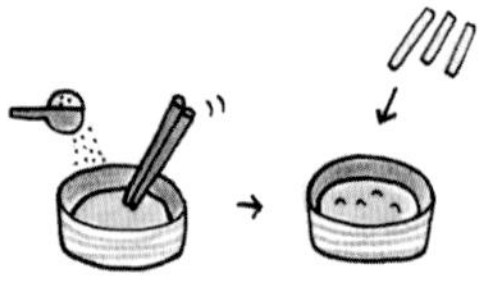

▲ step2

❸ 將做法❶中的牛蒡撈起並瀝乾水分，裹上做法❷的麵衣，混合均勻備用。

❹ 在鍋中倒入油，以中火燒熱至一八〇度，將處理好的牛蒡一一放入鍋中炸至金黃酥脆，炸好後用濾網撈起，放在紙巾上瀝乾油脂（炸好的牛蒡要分散放置，儘量不要重疊，以免牛蒡因吸收水氣而失去爽脆的口感）。

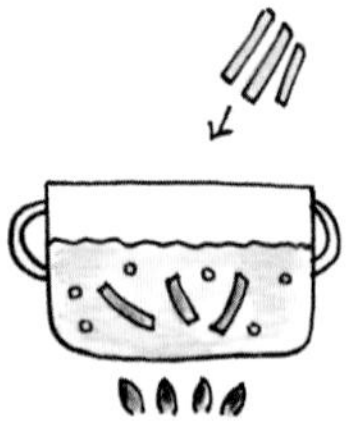

▲ step4

❺ 依照個人的喜好，在做法❹上均勻撒上芝麻、鹽或糖粉，盛盤時可在盤中鋪一張紙巾以吸取多餘的油脂。

功效：這道菜餚質地爽脆，容易入味，吃起來非常爽口。牛蒡是非常健康的蔬菜，高纖低脂，味道也很清香，具清熱解毒的功效，可作為排毒美容食品。這道菜以油炸的做法，在春天食用很是適合，食用後可以增加腸胃的蠕動，幫助排便，又不致上火。

精選節氣食材：柳松菇

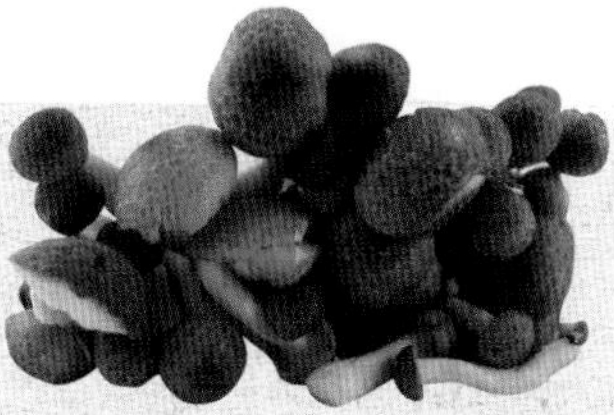

柳松菇味甘、性平，產於日本的松樹幹上，所以稱為柳松菇，是一種食用性極佳的新興菇類，最大的特色就是清脆滑嫩的咬勁。

柳松菇富含銅，銅是人體健康不可缺少的微量營養素，對於血液、中樞神經和免疫系統的發育和功能有重要影響。此外，它也富含蛋白質，經胃腸消化吸收後會形成各種胺基酸，是合成頭髮角蛋白的必需成分。

柳松菇富含纖維素，可使人有飽足感，還會吸附多餘脂肪一起排出，加快新陳代謝、消耗體內脂肪，預防和減少脂肪的堆積。纖維素可以促進腸壁的蠕動，潤滑腸道，刺激排便，預防便祕、痔瘡等疾病。

美容食補譜：柳松菇雞湯

材料：小雞腿 … 六隻，柳松菇 … 五〇克，薑片 … 適量
蒜頭 … 三～五顆

調味料：鹽 … 適量

做法：

❶ 先將小雞腿清洗後，汆燙去血水。

❷ 將柳松菇去蒂頭後，用清水清洗，並另起一鍋熱水稍汆燙一下。

❸ 將汆燙後的小雞腿、柳松菇、薑片和蒜頭一起放入約一二〇〇毫升的水中，大火煮開後轉小火續滾四〇分鐘。

❹ 待湯已由清澈轉為略為濃稠狀時，加入適量的調味料即可。

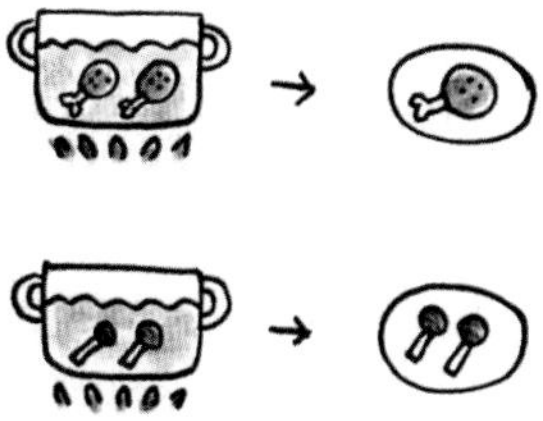

▲ step1

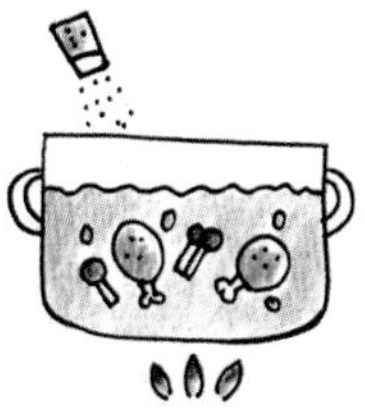

▲ step3

功效：這道湯的味道鮮美，有淡淡茶香。雞肉可以提供優質蛋白質，搭配柳松菇，有保養頭髮、讓髮質增亮的效果。柳松菇的纖維質可令人有飽足感，並幫助排便，加上它低脂肪、低熱量，因此有助於減肥。

精選節氣食材：茼蒿

茼蒿味辛、甘，性平，歸脾、胃經，有行肝氣、利腸胃、通血脈之功。

茼蒿裡含有十幾種胺基酸，能促進智力發育，增加記憶力，而且有抗衰老的作用。茼蒿含維生素A，有助於預防呼吸系統的感染、防止視力退化及促進皮膚、頭髮、牙齒、牙床的健康生長。

茼蒿莖葉有獨特的香氣，拿來配火鍋、鹹湯圓吃都適合。

注意事項：

茼蒿辛香滑利，腹瀉者不宜多食。

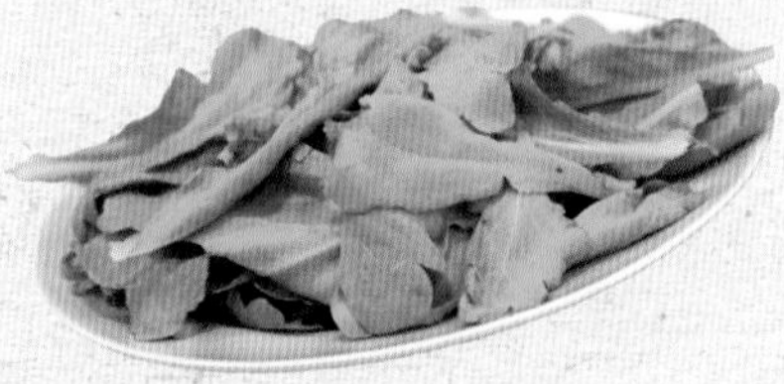

美容食補譜：茼蒿煮肉片

材料：茼蒿…一五〇克，瘦豬肉…五〇克，
杏鮑菇…五〇克，枸杞子…一〇克，薑…一小塊

調味料：沙拉油…一五克，鹽…二克，
白砂糖…三克

做法：

❶ 將茼蒿去掉老葉，洗淨；將瘦肉切成片；將薑去皮洗淨切絲；將杏鮑菇洗淨，切成片；將枸杞洗乾淨並用開水泡。

❷ 在鍋內倒入水後燒開，放入茼蒿稍煮片刻立即撈出。

❸ 另起油鍋燒熱，放入薑絲翻炒一下，再倒入適量水，放入杏鮑菇片、枸杞燒開。

❹ 最後放入瘦肉片、茼蒿，加入鹽、白糖煮熟即可。

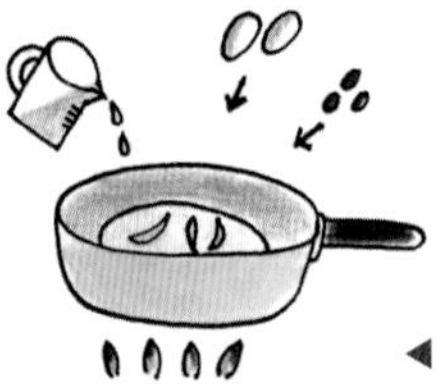

◀ step3

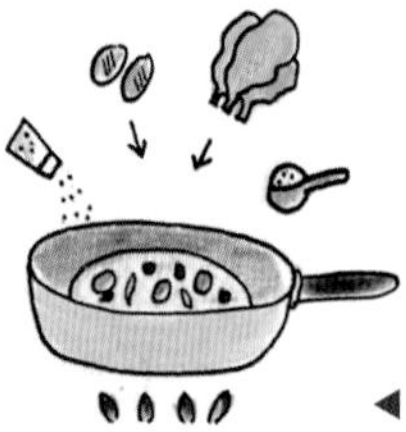

◀ step4

功效：茼蒿裡含有十幾種胺基酸，有抗衰老及促進皮膚、頭髮、牙齒健康生長的作用。茼蒿與肉共炒，可提高其所含維生素A的利用率。

穀雨

不風不雨正晴和，翠竹亭亭好節柯。最愛晚涼佳客至，一壺新茗泡松蘿。
幾枝新葉蕭蕭竹，數筆橫皴淡淡山。正好清明連穀雨，一杯香茗坐其間。

——〈七言詩〉（清・鄭板橋）

穀雨在每年的陽曆四月二十日或二十一日。

此時節氣溫回升速度加快，從這一天起，雨量開始增多，充沛的雨水灌溉滋潤了秧苗、新種的作物，五穀得以很好地生長。在穀雨期間，台灣平均氣溫約二三・九度，最高溫約二七・七度，最低氣溫約二〇・八度。

穀雨是春季最後一個節氣，代表「雨生五穀」。此時春耕完畢，正需豐沛的雨

穀雨
節氣

精選節氣食材：山藥

山藥味甘、性平，歸脾、肺、腎經，有補脾胃、益肺腎之功。

山藥含有醣類、蛋白質、維生素B群、維生素C、維生素K、鉀等營養素。它的蛋白質含量高，而脂質含量較低，是較不易發胖的食材。

山藥所含消化酶能促進蛋白質和澱粉的分解，使食物易於消化吸收；黏液蛋白可以維持血管彈性，減少皮下脂肪沉積；所含多巴胺有助於擴張血管，促進血液循環；黏液質與皂苷則有滋潤效果，可改善久咳或肺虛等症狀。

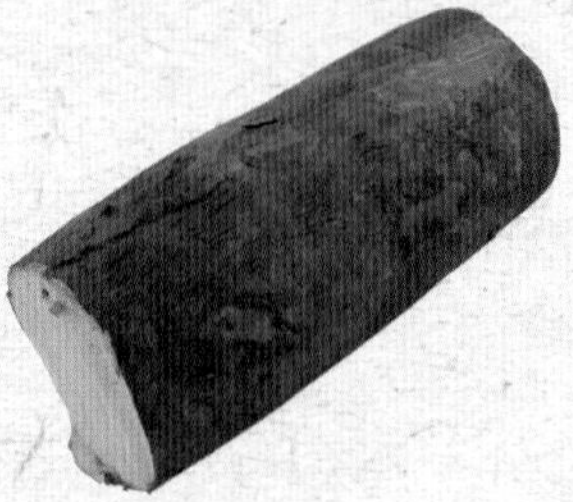

注意事項：

❶ **山藥滋補，外感熱病時不宜食用。**

❷ **炎症腹瀉時忌用。**

❸ **大便乾結、脾虛腹脹者要慎用。**

美容食補譜：山藥排骨湯

材料：排骨 … 三〇〇克，山藥 … 四五〇克

調味料：鹽 … 適量

做法：

❶ 將排骨洗淨汆燙後去除血水，再用清水洗淨。

❷ 將山藥洗淨後去皮切塊。

❸ 取一湯鍋，將水煮開，放入排骨煮至水再度滾開後轉小火，續煮二〇分鐘。

❹ 在做法❸的鍋中放入做法❷的山藥塊續煮五分鐘，再放入調味料即可。

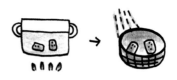

▲ step1

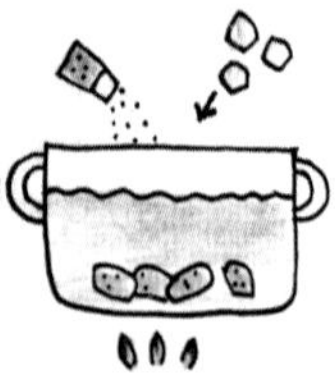

▲ step4

功效：山藥既是滋補食品，又是補氣健脾的中藥，為藥食兩用之品。山藥的藥性平和，不寒不熱，既能補氣，又可滋陰，具有補而不滯，滋而不膩的特點，對人體有特殊的保健作用，也有預防肥胖症的功效。

精選節氣食材：薏仁

薏仁味甘、淡，性微寒，歸脾、胃、肺經，有健脾利水、清熱排膿、利溼消腫之功。

薏仁的營養價值高，蛋白質遠比米、麵及其他種穀物還要高，並且含有人體必需胺基酸。薏仁中的維生素 B1 能預防腳氣病，而其中的硒則有抗氧化作用。

薏仁是美容食品，經常食用可以增進皮膚光澤，改善粉刺、雀斑、黑斑、老人斑、溼疹、皮膚粗糙等問題。

注意事項：

❶ **婦女懷孕期間不宜食用。**

❷ **便祕及尿多者應慎食。**

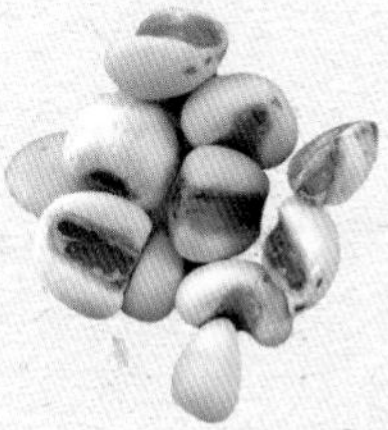

美容食補譜：薏仁紅棗銀耳牛奶羹

材料：薏仁 … 半杯，銀耳（白木耳）… 一朵，
紅棗 … 六顆（剝開），牛奶、冰糖 … 適量

做法：

❶ 將薏仁和銀耳分別用溫水浸泡三〇分鐘左右，清洗乾淨後放入電鍋中，加入二～三倍量的水，外鍋中加入一杯水，蒸煮約四十分鐘。

❷ 結束燉煮銀耳羹後，將清洗乾淨的紅棗和冰糖一起放入電鍋內，外鍋再加入半杯水燉煮二〇分鐘。吃的時候加入牛奶即可。

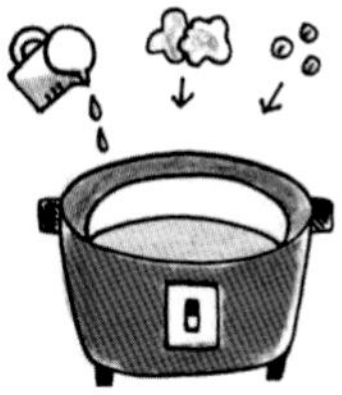

◀ step1

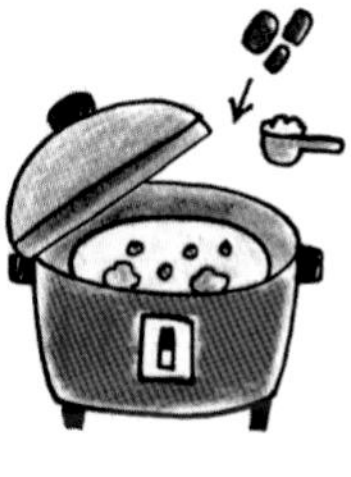

◀ step2

功效：本羹品具有袪溼除痘，改善肌膚粗糙，增加面色光澤紅潤的效果。

chapter

3

夏季六節氣
如何吃出美麗

《保生心鑒》*曰：暑氣酷烈，爍石流金於外，心火焚爍於內，古人於是時獨宿、淡味，節嗜欲，定心息氣，兢兢業業，保身養生。

調理法：勿多食苦味，減苦以養肺氣。

（夏，心火正旺，苦味屬火，肺屬金，恐苦味助火剋金，令肺受病。）

雖大熱，勿食凍水、冷粉、冷粥等物，雖取快一時，冷熱相搏，多致腹疾。

勿食煎炒炙煿等物，以助熱毒。多發癰疽。

——《壽世傳真・修養宜四時調理第五》（清・徐文弼）

所謂「心與夏季相通」。心的生理功能在於主血脈，主神志。在五行屬火，有主宰生命活動的作用。心陽在夏季最為旺盛，功能最強，所以夏季保養的重點要順應陽盛於外的特性，注意養護陽氣。

《素問・臟氣法時論》：「心主夏……心苦緩，急食酸以收之。心欲軟，急食

鹹以軟之，用鹹補之，甘瀉之。」

夏時心火當令，一般人多心火過旺而腎氣不足，所以可以吃一些酸味的食物，以斂心火，心火去則神自安。酸味的食物以水果為大宗，所以夏季是適合多吃水果的季節。三餐飲食則以甘寒、清淡為宜，應減少食量、少吃油膩，以減輕脾胃的負擔。此外，夏季氣候炎熱，人的消化功能較弱，在飲食調養方面，應以「清心瀉火，健脾養心」為原則，宜選擇清淡爽口、少油膩、易消化的食物，同時也可以適當選用酸味、辛香的食物，以增強食慾，幫助消化。不要吃大魚大肉或油膩厚味的食物，容易引起消化不良、食後腹脹等症狀。

夏季熱氣蒸騰，出汗較多，很容易傷津耗氣，美容食材應選擇具有滋陰功效，補而不膩的食品，如蝦、食用蕈類（香菇、蘑菇、草菇、銀耳等）、薏仁、蓮藕、

＊註：《保生心鑒》，明朝鐵蜂居士所著，氣功養生的著作。以醫理為主，闡述養生的方法。

胡蘿蔔、蘋果、牛奶、豆漿、山藥、小米等食物，它們都有較好的健脾養胃、補氣生津作用。

至於體質較虛弱的人，容易因中暑而突然暈倒，且出現煩躁頭痛，噁心嘔吐等症狀。除了避免在烈日下曝曬，注意勞逸結合，睡眠充足之外，還可以適量飲用清熱解暑的湯品，例如綠豆湯、酸梅湯，或甘涼多汁的水果和蔬菜，如西瓜、番茄等，既可解暑，又可生津止渴。

夏季，從立夏之日起至立秋之日止，包括立夏、小滿、芒種、夏至、小暑、大暑等六個節氣。

立夏

赤幟插城扉，東君整駕歸。泥新巢燕鬧，花盡蜜蜂稀。
槐柳陰初密，簾櫳暑尚微。日斜湯沐罷，熟練試單衣。

——〈立夏〉（南宋・陸游）

立夏在每年的陽曆五月五日或六日。「夏」原是「大」的意思，「立」是「建始」，立夏有兩層涵義，一是指夏季開始，二是指萬物到此皆已長大。

此時，時序已開始邁入夏季，立夏時節炎暑將臨，氣溫升高，雷雨增多，動植物都進入生長旺季。立夏期間，台灣的平均氣溫約二五．三度，最高溫約二九．二度，最低溫約二二．二度。此時節常因有鋒面滯留，導致連續降雨時間很長，由於正逢梅子成熟，又稱為梅雨季。

立夏節氣的美容食補以「清心降火」為原則，重點放在固護脾胃。此時節氣候炎熱，正當春夏交替之際，心火易於旺盛，飲食調養上應以清心降火又可固護脾胃的低脂、低鹽、營養豐富、清淡為原則。忌食性熱升發的食物，以免耗氣傷津；同時也不宜過早食用生冷食物，以免損傷脾胃陽氣。

立夏時節很容易出現各種腸胃道疾病，一方面是由於夏季炎熱出汗較多，流失較多水分，脾胃消化功能較差；另一方面是因為人們貪涼飲冰，容易使胃受到強烈低溫的刺激，血管收縮，血流量減少，而影響胃腸道消化液的分泌，導致腸胃功能失常。

立夏節氣美容食補應注意攝取充足的維生素、礦物質，因為這些營養素是體內能量代謝過程中發揮調節作用不可缺少的組成成分。進入初夏，人體新陳代謝愈發旺盛，更需要補充這些重要營養素。當令的蔬果如空心菜、蘆筍、青椒、芹菜、地瓜葉、黃瓜、鳳梨、葡萄、李子、桃子等，可以多多食用。

立夏
節氣

精選節氣食材：空心菜

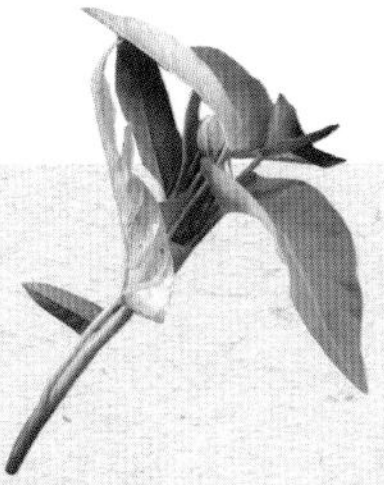

空心菜幾乎全年都有，但農諺說「四月蕹」，所以立夏節氣的代表蔬菜正是空心菜。空心菜味甘、性微寒。歸肝、心、大腸、小腸經。有清熱涼血、利尿、潤腸通便、清熱解毒之功。

空心菜中粗纖維素含量豐富，能促進腸胃蠕動，增加排便，預防便秘，且又是鹼性食物，可以降低腸道酸度，預防腸道內細菌群失調，對防癌有益，所含胡蘿蔔素、維生素C均有抗癌協同作用。

注意事項：

空心菜性寒，體質虛弱、脾胃虛寒、低血壓、心臟無力、常腹瀉、易經痛、手腳易麻痺抽筋者慎食，特別是游泳前不宜吃，以防在水中抽筋。

美容食補譜：炒空心菜

材料：空心菜 … 一把

調味料：蒜頭、紅辣椒、油、鹽 … 適量

做法：

❶ 將空心菜洗淨切段。

❷ 將炒鍋燒油爆香蒜末、紅辣椒。

❸ 先放空心菜梗炒香，後放菜葉快炒。（這樣菜葉比較不容易變黑）

❹ 煮熟後加鹽調味即可。

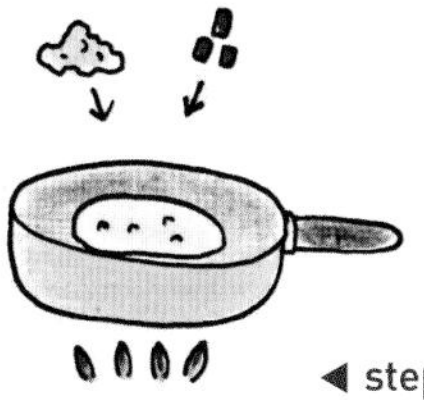

◀ step2

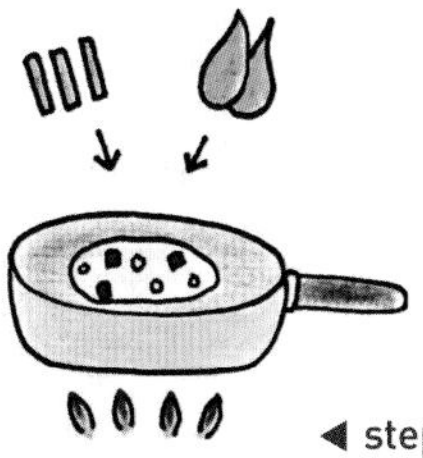

◀ step3

功效：空心菜中的葉綠素有「綠色精靈」之稱，可潔齒防蛀牙，健美皮膚，為美容佳品。

精選節氣食材：葡萄

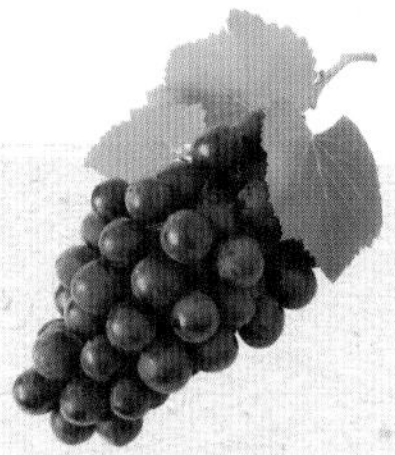

葡萄味甘、酸，性平。歸脾、肺、腎經。有補氣血、生津止渴、除煩、益肝腎、強筋骨的功效。

葡萄性喜夏季以及乾燥通風排水良好之地，鮮食的巨峰葡萄以夏果跟冬果產量最高，夏果的產季在六～八月，冬果的產季則在十二月～隔年二月。

葡萄所含的葡萄糖能很快被人體吸收，出現低血糖時，建議食用葡萄，可以很快緩解症狀。葡萄乾含有鐵質、鈣質，適合體質虛弱、貧血、神經衰弱的女性朋友食用。葡萄中的類黃酮可以抗自由基、抗衰老。

選購葡萄的要點在於果粒是否飽滿，尤其要留意果梗是否新鮮，若是存放時間久了，果梗就會乾枯。外果皮果粉以均勻分布為佳，不均勻分布的白點有可能是噴藥後留下來的痕跡，建議清洗乾淨後再食用。

注意事項：

❶ 脾胃虛弱者不宜多食，多食容易導致泄瀉。

❷ 葡萄食用後忌馬上大量飲水，容易造成腹瀉。

❸ 不要和海鮮同食。因為葡萄中含有鞣酸，遇到水產品中的蛋白質，會形成不容易消化的物質，同食會造成嘔吐、腹脹、腹痛、腹瀉。類似的水果還有山楂、石榴、柿子。

小滿

熟透大麥要下鐮，菜籽場裏剛打完。金黃小麥籽粒飽，炒就石磨吃撚轉。
樹上紅紅大櫻桃，早杏入口酸裏甜。春蕾早市吆喝賣，真正喜樂在民間。

——〈小滿〉（佚名）

小滿在每年陽曆的五月二十一日或二十二日。

小滿節氣的意思是穀物開始結穗，即將豐收盈滿。古人說：「四月中，小滿者，物至於此小得盈滿。」即指小滿時節稻與麥都已經結穗盈滿。

小滿期間，台灣的平均氣溫約二五．九度，最高溫約二九．六度，最低溫約二三．一度，且正值梅雨季，雨量明顯增加。氣候方面，小滿較立夏更為悶熱。

芒種時節，多雨潮溼，天氣悶熱，脾胃功能容易受損，所以飲食要清淡、少油膩，注意保護脾胃，以免影響消化功能，多吃蔬果補充營養素。蔬菜、豆類可為人體提供所必須的醣類、蛋白質、脂肪和礦物質等營養成分及大量的維生素。維生素是人體新陳代謝中不可缺少的，可預防疾病又可防止衰老。瓜果蔬菜中的維生素C，是抗氧化的重要物質，還可提高機體的抗病能力。對女性朋友來說，多吃瓜果蔬菜，可從中攝取維生素C，對皮膚有一定的修補保養作用。蔬菜中的纖維素有助大便通暢，減少毒素的吸收，並且預防便祕。

此外，此時節要注意飲食勿過鹹、過甜。飲食過鹹，體內鈉離子過剩，容易造成水腫；吃甜食過多，對人體健康也不利，隨著年齡的增長，體內碳水化合物的代謝能力逐漸降低，易造成脂肪的囤積。

芒種美容食補可多吃：

性味甘平或甘寒的蔬菜，如：莧菜、豆腐、絲瓜、黃瓜、菜瓜、冬瓜、金針菜、萵苣、芥藍、白蘿蔔、油菜、地瓜葉、竹筍、蘆筍、玉米筍、茭白筍、鮮藕、番茄、秋葵、空心菜、白菜、龍鬚菜、青椒、茄子、綠豆、荸薺、草菇、蘑菇。

性味甘酸的水果類，如：梨、甜瓜、西瓜、葡萄、檸檬、鳳梨、桑椹、奇異果、小番茄。

性味甘寒的中草藥，如：烏梅、薄荷、金銀花、夏枯草、菊花、荷葉、枸杞子等。

芒種節氣

精選節氣食材：蘆筍

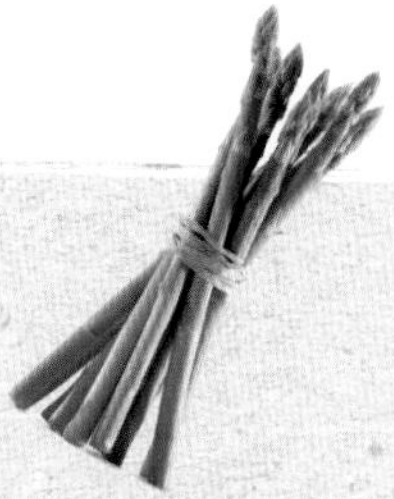

蘆筍味甘、性寒。歸肺、胃經。有清熱解毒、生津利水之功；絞汁頻飲，可解魚、蟹毒。

蘆筍的產期在三月到六月。市面上的蘆筍可分為綠、白兩種。在生長過程中，整株埋在土裡還沒有冒出土時，先行採割則成為白蘆筍；綠蘆筍則是由泥土冒出照到陽光，因進行光合作用而轉變成綠色。

綠蘆筍營養價值高於白筍，特別是維生素、鈣、鐵含量遠高於白蘆筍。綠蘆筍的蛋白質含量為蔬菜類之冠，尤其是葉酸含量豐富，懷孕的婦女，多攝取葉酸能預防胎兒神經系統缺陷。蘆筍也富含硒，硒能提高免疫力，增強排除自由基的能力。

蘆筍有消暑清熱、利小便的功效，夏天口乾、運動口渴、發燒煩渴，都可吃蘆筍清熱止渴。

注意事項：

❶ 蘆筍不可生吃，也不要存放超過一週以上。

❷ 痛風患者忌食。

美容食補譜：蘆筍炒蝦仁

材料：蘆筍 … 一把，蝦 … 適量

調味料：鹽、白胡椒粉、蒜末

做法：

❶ 把蘆筍洗乾淨，斜刀切段；將蝦去頭去皮，挑出沙腺。

❷ 在鍋中放入清水燒開。在水裡放油和鹽，將蘆筍汆燙一下後迅即拿出。

❸ 將蝦子放入碗中，加入太白粉、少許水，充分抓勻，然後用清水反覆沖洗，至蝦仁比較白淨後就瀝乾水分，接著再加入適量的鹽和白胡椒粉，抓勻後醃一會兒。

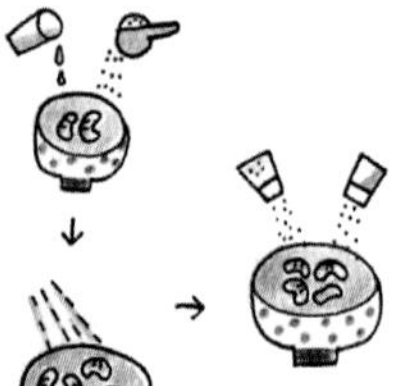

◀ step3

❹ 熱油鍋，先炒香蒜末，然後放蘆筍，翻炒兩下之後，放入蝦仁，淋少許水，大火快炒，到蝦仁捲曲變色，加適量鹽調味即可。

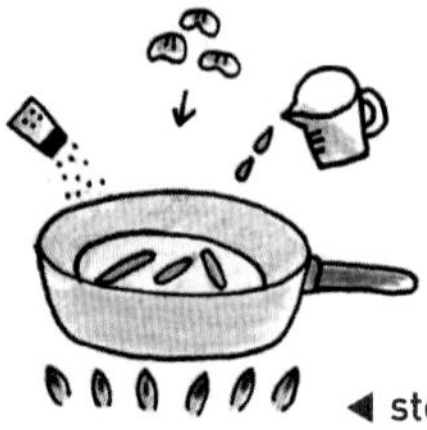

◀ step4

功效：蘆筍含多種營養素，所含的天門冬素與鉀有利尿作用，能排除體內多餘水分，有利排毒。蘆筍還有降脂纖體、清腸潤膚、瘦身美容的功效。

精選節氣食材：青椒

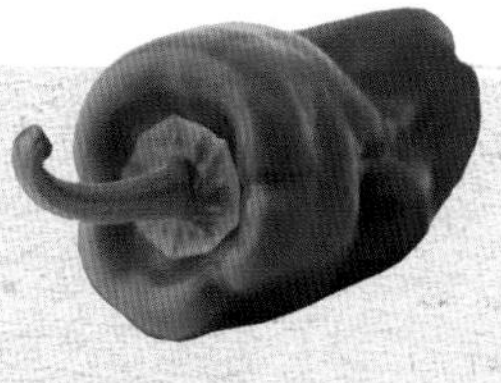

青椒味甘、性平。是蔬菜中合維生素A、K最多者，且富含鐵質，有助於造血。青椒所含的維生素B較番茄多，所含的維生素C則又比檸檬多。

維生素A、C都可增強身體抵抗力、防止中暑、促進復原力，所以夏天時可多食用青椒，以促進脂肪新陳代謝，避免膽固醇附著於血管，預防動脈硬化、高血壓、糖尿病等症狀。

青椒含有促進毛髮、指甲生長的矽元素，常吃青椒能強化指甲及滋養髮根，且對人體的淚腺和汗腺產生淨化作用。此外，青椒的有效成分可促進黑色素的新陳代謝，對黑斑、雀斑都有療效，而且青椒所含的胡蘿蔔素與維生素D有增進皮膚抵抗力的功效，可防止產生面皰和斑疹。

注意事項：

青椒和油一起烹調，可增進維生素A的效力，炒的時間則不宜太長，適合大火快炒或油炸。

美容食補譜：青椒炒牛肉

材料：牛肉 … 二五〇克，青椒 … 一個，蔥 … 一根

調味料：(A) 雞蛋 … 一個，醬油、太白粉 … 適量

(B) 鹽、米酒 … 各適量

做法：

❶ 將牛肉洗淨切絲，加入調味料 (A) 拌勻後醃二〇分鐘。

❷ 將青椒洗淨切絲；將蔥洗淨切段。

❸ 把油放入鍋中燒熱後放入青椒絲、蔥爆香，再放入牛肉絲，加入一點米酒，翻炒均勻，加鹽適量調味即可。

功效：牛肉味甘性溫，含有豐富的蛋白質，有滋養肌膚、強健筋骨的功效。

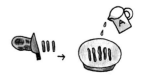

▲ step1

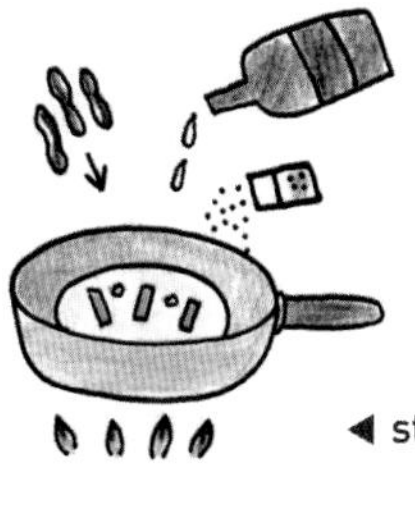

◀ step3

芒種
節氣

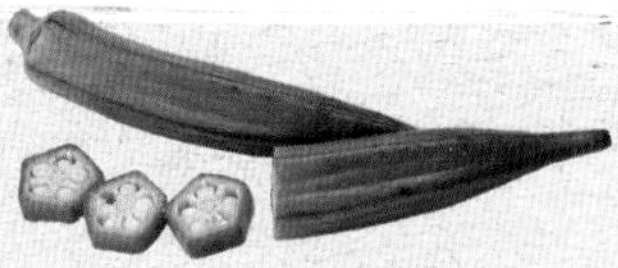

精選節氣食材：秋葵

秋葵味淡、性寒。其中所含營養有鈣、鎂、鉀、維生素 A、維生素 K、蛋白質等。

秋葵是高纖食品，並含有預防成長中胎兒神經管缺陷的葉酸。秋葵很適合煮濃湯，因為氽燙時會產生黏稠物質，不論是煮湯或燉菜，都可以增加濃稠度。

由於秋葵果實呈長條狀，尾端尖細，頗似女人的纖纖玉指，英國人於是幫它取了一個頗為浪漫的名字「美人指」。秋葵的表皮長有絨毛，加上裡頭的汁液黏滑，過去台灣人的接受度不是那麼高，但日本人卻經常拿來涼拌，撒一些柴魚片，再淋上醬油，或蘸哇沙米，也常切成星星狀，放在味噌湯裡。

秋葵富含鋅和硒等微量元素，能增強人體免疫力。加上含有豐富的維生素 C 和可溶性纖維，不僅對皮膚有保健作用，也能使皮膚美白、細嫩。

美容食補譜：蟹肉秋葵濃湯

材料：秋葵 … 二〇〇克，洋蔥 … 一個，紅甜椒 … 一個，青甜椒 … 一個，火腿肉 … 適量，蟹肉 … 四五〇克

調味料：蔬菜油 … 兩湯匙，大蒜 … 兩瓣，高湯 … 一罐，辣椒醬 … 四分之一茶匙，黑胡椒粉 … 四分之一茶匙，鹽 … 適量

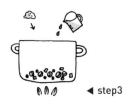

◀ step3

做法：

❶ 將秋葵切成一．五公分厚片；將洋蔥切碎；將紅甜椒、青甜椒去籽後切丁；火腿切丁；大蒜切末；煮熟蟹肉。

❷ 在鍋中下油燒熱，放入秋葵、洋蔥、甜椒和火腿丁，拌炒一〇分鐘，至秋葵嫩軟。

❸ 放入蒜末，稍微翻炒，倒入高湯及適量水，小火煮二〇分鐘。

❹ 拌入熟蟹肉、辣椒醬、鹽和胡椒粉，用小火煮至熱透後即可起鍋。

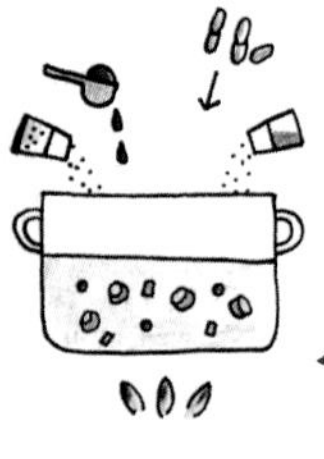

◀ step4

功效：秋葵含有豐富的纖維膠、果膠及維生素，具有使皮膚美白細嫩的功效。

精選節氣食材：楊桃

楊桃味甘、酸，性寒。歸脾、胃經。有清熱解毒、生津止渴、利尿通淋之功。

楊桃含多種糖類(蔗糖、果糖、葡萄糖)、有機酸、維生素B1、維生素C等。楊桃可提高胃液酸度，促進消化，又可清熱解毒、生津止渴、利尿解酒、減少對脂肪的吸收，降低血脂和膽固醇，預防高血壓與動脈硬化並保護肝臟。

楊桃橫切成片，模樣像小巧可愛的星星，又名「星星果」。夏季食用楊桃不但清熱解暑，還有美容瘦身的功效。

注意事項：

❶ 每次食用不宜過多，約二分之一顆為宜。

❷ 脾胃虛寒易腹瀉者不宜多食。

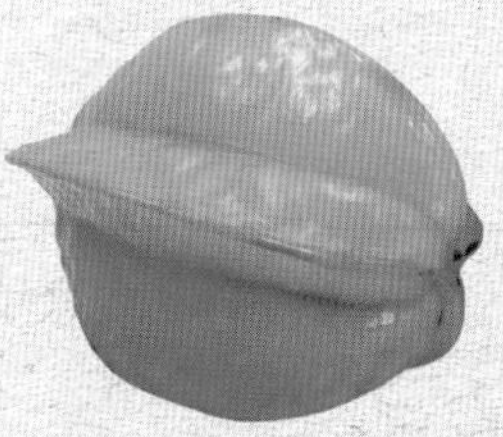

造成心臟搏動出現失常。中醫認為，此時應多食酸味以固表，多食鹹味以補心。《素問・臟氣法時論》曰：「心主夏……心苦緩，急食酸以收之，心欲軟，急食鹹以軟之，用鹹補之，甘瀉之。」

夏至節氣

精選節氣食材：海蜇皮

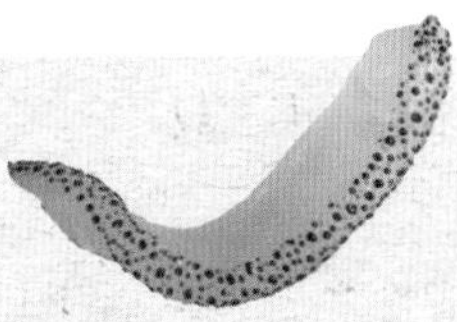

海蜇皮味鹹、性平，含有豐富的膠質，可以維持肌膚彈性。此外海蜇皮還含有人體需要的多種營養，例如一種類似乙醯膽鹼的物質，能擴張血管，降低血壓；所含甘露多糖膠質對防治動脈粥樣硬化及心血管疾病也有一定的療效。

海蜇皮含鐵量高，對貧血有益；富含膠質，有清熱養陰潤肺、滋潤皮膚粘膜作用，可改善皮膚乾燥。

挑選海蜇皮時應注意，優質的海蜇皮應呈白色或淺黃色，有光澤，自然圓形、片大平整、無紅衣、雜色、黑斑、肉質厚實均勻且無腥臭味、有韌性的最好，口感鬆脆適口。劣質的海蜇皮，則是皮澤變深、有異味，手捏起來韌性差，易碎裂。

注意事項：

❶ 脾胃虛寒者慎食。

❷ 慢性腎臟病患者不宜多吃。

美容食補譜：涼拌海蜇皮

材料：海蜇皮，小黃瓜，胡蘿蔔，蒜頭，辣椒

調味料：鹽…二分之一茶匙，細糖…一茶匙，白醋…三分之二茶匙，香油…一大匙

做法：

❶ 將海蜇皮切細絲，用清水浸泡二〇分鐘後，再用清水揉洗沖淨；將小黃瓜洗淨後切細段；將胡蘿蔔洗淨後切絲；將蒜頭切細末；將辣椒洗淨切小段。

❷ 將小黃瓜加入少許鹽拌一下，約放一〇分鐘，以清水將鹽分洗去備用。

❸ 煮一鍋水，煮滾後關火，冷卻一五分鐘。將海蜇皮絲放入鍋水中燙約七秒鐘（海蜇皮會蜷縮，不能久燙）。

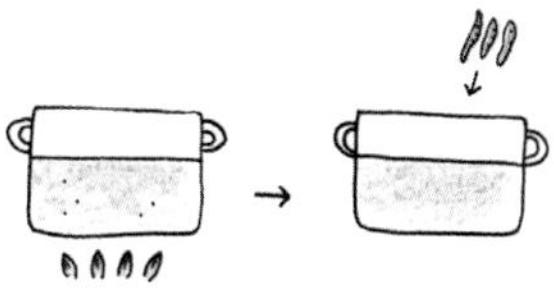

▲ step3

❹ 將整鍋拿到水龍頭底下沖涼約五分鐘（海蜇皮會膨漲些），然後將海蜇皮泡在冰水中一分鐘，撈起海蜇皮後捏去多餘的水分。

❺ 將海蜇皮絲置於盤中，加入小黃瓜、胡蘿蔔絲、蒜末、辣椒及調味料拌勻即可。

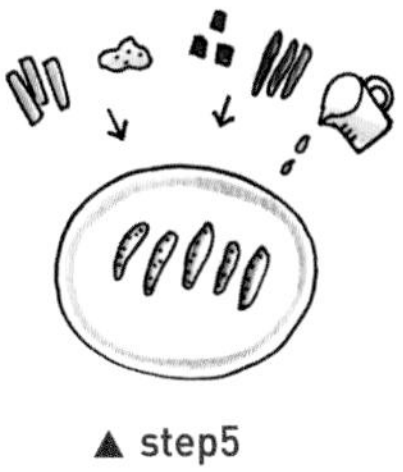

▲ step5

功效：海蜇皮營養價值高，低脂肪、低熱量，具有清熱化痰、潤腸通便的功效。海蜇皮富含膠質，可維持皮膚彈性，改善皮膚乾燥。

精選節氣食材：水蜜桃

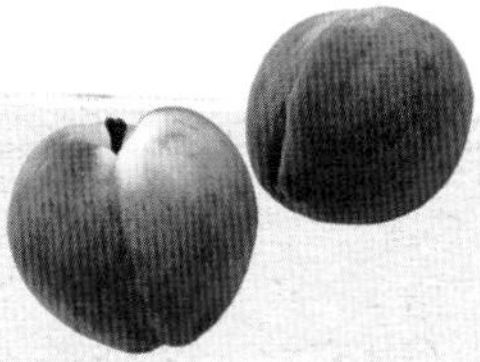

水蜜桃味甘酸、性溫。歸脾、肝經。有解表透疹、祛風除溼之功。

水蜜桃含蘋果酸、檸檬酸、食物纖維、醣類、鎂、維生素C、生物素、鐵、磷、鉀等營養素。由於它的鉀含量高於鈉，可以消水腫。其膳食纖維與有機酸能幫助消化，促進腸胃蠕動，增加食慾。

水蜜桃有促進血液循環的功效，有生津潤腸、活血祛瘀、豐肌美膚的作用。現代醫學研究發現，水蜜桃有改善皮膚彈性，使皮膚紅潤、肌膚光滑細緻等作用。

選購水蜜桃時以果皮光澤具彈性、絨毛綿密，果實飽滿成熟以及香氣濃郁者為佳。

注意事項：

❶ 桃子每次最佳的食用量為一顆，一次不要吃太多，否則容易上火。

❷ 盡量避免食用未成熟或爛掉的桃子，以免腹脹。

❸ 桃子含有鉀離子，腎衰竭者不宜大量食用，以免造成腎臟的負擔，加重病情。

❹ 食用桃子時最好將表皮絨毛洗淨，以免刺激喉嚨或食道而引發咳嗽。

小暑

倏忽溫風至，因循小暑來。竹喧先覺雨，山暗已聞雷。
户牖深青靄，階庭長綠苔。鷹鸇新習學，蟋蟀莫相催。

——〈小暑六月節〉（唐・元稹）

小暑在每年陽曆的七月七日或八日。

俗諺有云「小暑過，一日熱三分」，傳統中國節氣定義中，最熱的一天應為大暑，但在台灣，小暑才是二十四節氣中最熱的時節，尤其是在熱氣無法逸散的台北盆地，最是悶熱難耐。小暑期間，台灣的平均氣溫約二八・八度，最高溫約三一・七度，最低溫約二五・七度。

此時節有「小暑吃芒果」之說，因為這時芒果大多已成熟了，正是品嚐的大好時令。此外，天氣熱，吃什麼都上火，只有瓜類清甜不上火。農諺云「六月瓜」，瓜是消暑的良品，尤以絲瓜最當令。絲瓜性涼，且有清熱解毒的效果，青嫩的顏色加上豐潤的口感，開胃消暑。

小暑節氣美容食補以「清淡芳香」為原則，注意健脾養陰。

小暑時節，天氣炎熱，萬物生長旺盛，人體生理活動也處於極活躍的狀態，營養物質消耗增多，然而此時卻是消化道疾病發生率很高的時候，常出現消化不良、脹氣、胃痛、食慾減退等現象，此時節美容食補要以清淡芳香為原則。清淡易於消化，芳香刺激食慾。芳香清淡且具滋陰功效的食品，如蝦、鯽魚、瘦肉、食用蕈類（香菇、蘑菇、蘑菇、銀耳等）、薏仁等，經過簡單的烹調，就可做成多種美味佳餚，不僅能增進食慾、補充營養，而且清熱消暑。此外，也可以吃些綠豆粥、扁豆粥、荷葉粥、薄荷粥等「解毒藥粥」，它們具有一定的解暑生津功效，而且味美可口。

同時要注意補充營養，因為盛夏時節人體會大量排汗，消耗的營養素也多，除了補充水分，也要適量補充維生素B群、鈣等營養素，這樣可補充體內被消耗掉的營養，維持健康。小暑節氣當令的蔬菜有：芹菜、南瓜、竹筍、蓮藕、茭白筍、玉米、秋葵、山蘇、大白菜、皇宮菜、苦瓜、牛蒡、玉米筍、茄子、金針菜、龍鬚菜、過貓、地瓜葉、越瓜、小黃瓜、冬瓜、絲瓜、大黃瓜、莧菜。蕈類有：金針菇、草菇、香菇、秀珍菇、珊瑚菇、白木耳等。水果類有：葡萄、芒果、荔枝、西瓜、酪梨、李子、火龍果、櫻桃、水蜜桃、檸檬等。

小暑節氣

精選節氣食材：絲瓜

絲瓜味甘、性涼。歸肝、胃經。有清熱解毒涼血、祛風化痰通絡之功。

絲瓜含有多量黏液以及絲瓜苦味素、瓜氨酸等，種子中含有磷脂和脂肪油，夏季食用清熱解毒，可消暑止渴、降火氣。絲瓜也含維生素 C，有去斑、美白的功效，是天然的美容聖品。

絲瓜水分豐富且性寒，體質燥熱者可適量食用，但體質虛寒者則要盡量少食，以免造成腸胃不適。而且絲瓜最好烹煮熟透後再食用，以防所含的植物黏液及木膠質刺激腸胃。

注意事項：

體質虛寒或胃功能不佳者不宜多食，以免引起腹瀉。

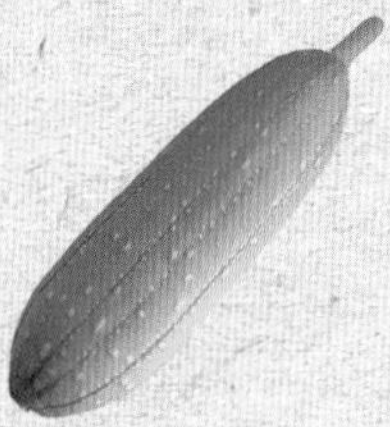

美容食補譜：薑汁絲瓜

材料：絲瓜 … 一條，枸杞 … 一小把，薑 … 適量

調味料：鹽、米酒 … 適量

做法：

❶ 將絲瓜洗淨，切除頭尾後去皮，剖開去籽，再切成段狀。

❷ 薑去皮後切絲；將枸杞泡水備用。

❸ 燒熱油鍋，倒入適量油，放入薑絲爆香後，將絲瓜加入拌炒至稍軟。

❹ 加入少量水及枸杞拌炒，烹入米酒，再加適量鹽調味即可。

功效：絲瓜的營養價值很高，有清暑涼血、解毒通便、潤膚美容等功效。

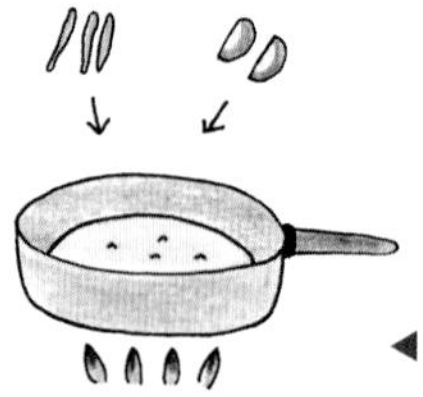

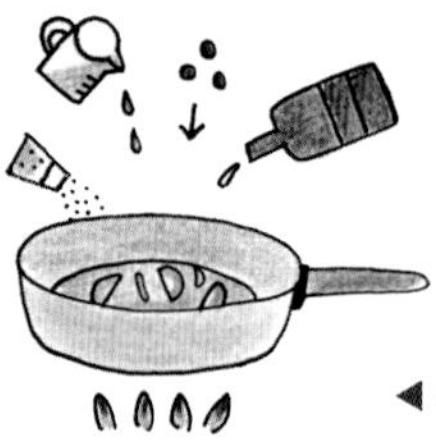

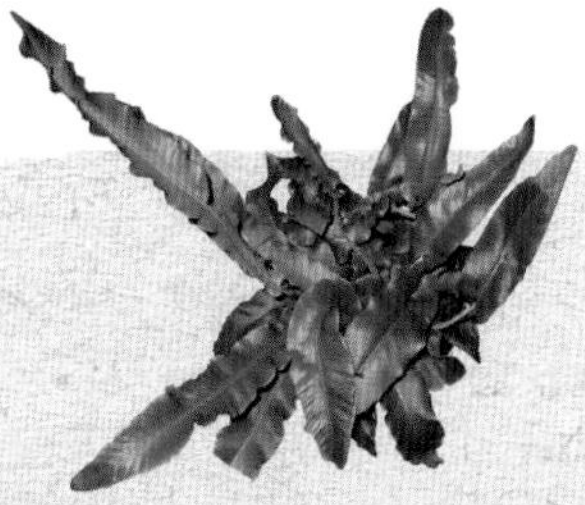

精選節氣食材：山蘇

山蘇味微苦、性涼，屬於蕨菜的一種，由於它的葉片向上斜舉，緊密排成鳥巢狀，所以又名鳥巢蕨。山蘇為山間野菜，原生於山間溪旁，具有特殊的芳香氣味。山蘇在夏季時產量較豐，有清熱解毒、抗氧化的功效。

山蘇的蛋白質、脂肪、碳水化合物含量跟一般蔬菜差不多，粗纖維含量則比葉菜類高，能刺激腸胃蠕動，幫助排便；山蘇所含的鐵質量也要比瓜類更多一些。

挑選山蘇時，葉片愈深綠、愈肥厚的愈好。烹調山蘇之前，最好先摘除老化的部分再切段下去炒。一般可以先浸水約一小時，或以鹽開水汆燙過以去除澀味。

注意事項：

山蘇為高鉀蔬菜，腎臟病患食用前不只要先燙過，還要多煮一會兒，才能讓山蘇裡的鉀溶出。

美容食補譜：山蘇炒丁香

材料：山蘇⋯一五〇克，小魚乾⋯五〇克，蔥⋯一支，薑⋯適量

調味料：豆瓣醬、砂糖、米酒、香油⋯各一大匙

做法：

❶ 將山蘇去掉尾部老梗後，洗淨瀝乾；將小魚乾略沖水後瀝乾；將蔥洗淨斜切片狀；將薑洗淨瀝乾，切片備用。

❷ 在鍋中倒入清水煮至滾沸，放入山蘇略微汆燙後，撈起泡入冰水中約一分鐘，再撈起瀝乾備用。

❸ 另用炒鍋，加入適量的油燒熱後，放入蔥片、薑片和小魚乾炒香後，再放入做法❷中的山蘇和調味料略炒勻後即可盛盤。

功效：山蘇能清熱解毒，纖維質含量豐富，有黏液，可助排便、緩解便祕，而且有抗氧化的功效。

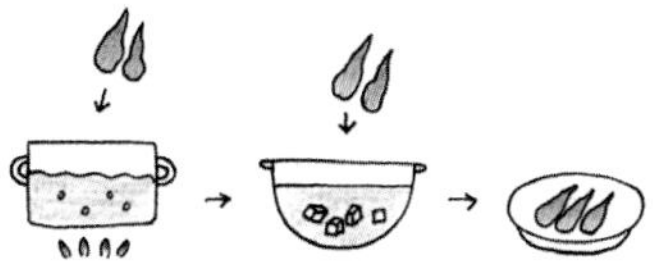

▲ step2

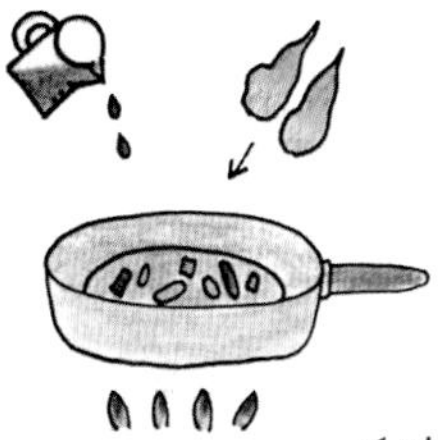

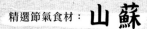

◀ step3

小暑節氣

精選節氣食材：**草菇**

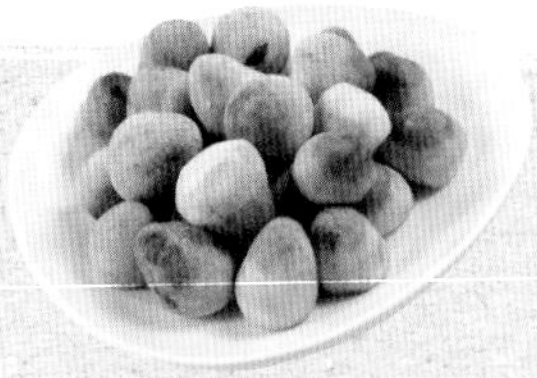

草菇味甘、性涼，能清熱降火、養陰生津，夏季服食有解暑的作用。草菇可解毒並加速傷口癒合，防止各種出血症狀，而且含大量維生素C，脂肪含量又低，是女性朋友美容減肥的佳品。同時草菇也有減少膽固醇的累積、抗自由基、增加身體對傳染病的抵抗力、防治壞血病等作用。

注意事項：

❶ 脾胃虛寒者不宜服食過量。

❷ 挑選草菇時要以腳苞未裂開為宜，菇傘裂開後要儘早煮食，不宜放置太久。

美容食補譜：**蘆筍草菇鮮蝦湯**

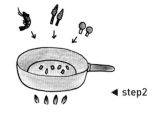

材料：蘆筍…一〇〇克，草菇…五〇克，蝦…五〇克，蔥、薑…各適量

調味料：鹽…適量

做法：

❶ 將蘆筍去老根切段焯水；將草菇洗淨剖開焯水；將蝦清洗乾淨。

❷ 起鍋熱油爆香蔥、薑，放蝦、蘆筍和草菇炒約兩分鐘。

❸ 放入兩碗清水，待水燒開，放鹽調味即可。

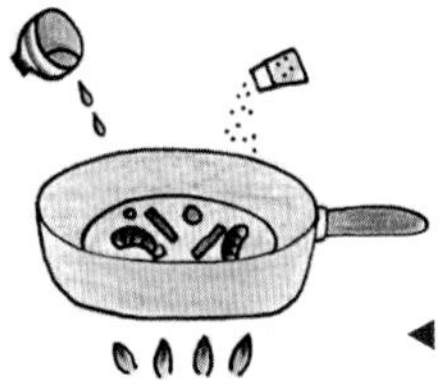

功效：蘆筍有「蔬菜之王」的美稱，含多種胺基酸、蛋白質和維生素。草菇亦含有高量的維生素C及各種胺基酸，此道菜餚有補充身體營養素，提高免疫力的功效。

精選節氣食材：芒果

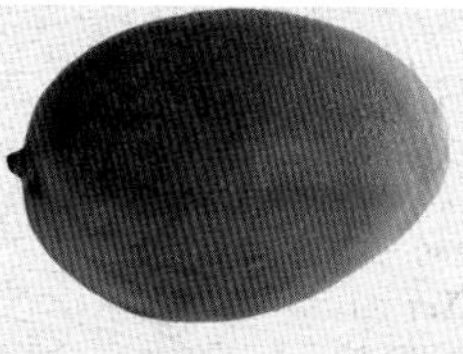

芒果味甘、酸，性涼，盛產季是每年的五月到八月。

芒果含有豐富的類胡蘿蔔素，對眼睛及皮膚都很有益處。其維生素C含量也很高，可以補充體內消耗掉的維生素C、養顏美容。

芒果有養胃止嘔、生津利尿的功效，可用於胃熱口渴、嘔吐、暈車暈船、眩暈、嘔吐不食、小便不利等。食用方式則是以生食或將芒果煎水飲用均可。

注意事項：

❶ 芒果的果皮有類組織胺成分，容易引發人體過敏，屬於中醫認定的「發物」。

❷ 芒果含糖量高，而且性「溼毒」，所以像是糖尿病、皮膚病、腎炎患者要忌食。

美容食補譜：酸辣芒果蝦

材料：小黃瓜⋯一條，紅甜椒⋯適量，芒果⋯一個
蝦仁⋯一〇尾

調味料：辣椒粉⋯六分之一小匙，檸檬汁⋯一小匙，
鹽、細砂糖⋯各適量

做法：

❶ 將小黃瓜、紅甜椒、芒果切丁；將蝦仁燙熟後放涼備用。

❷ 將做法❶中的所有材料放入碗中，加入所有調味料拌勻即可。

功效：此道菜餚有利水消腫、養顏美容的功效。

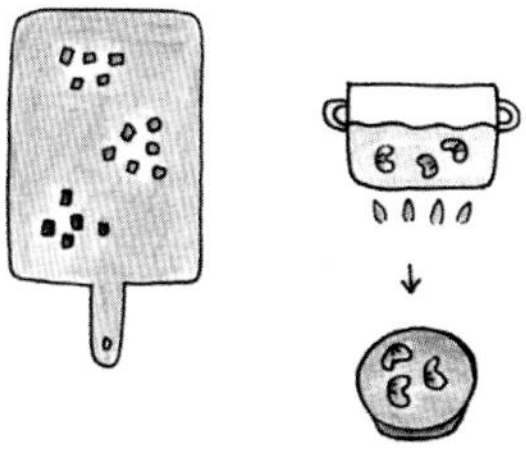

▲ step1

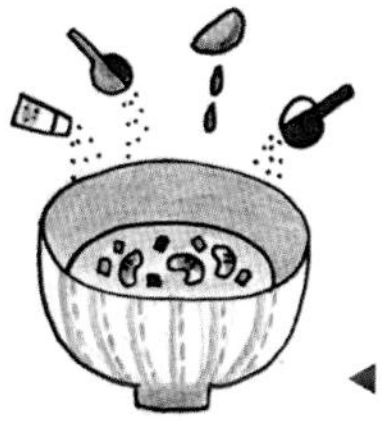

◀ step2

大暑

何以銷煩暑，端居一院中。眼前無長物，窗下有清風。熱散由心靜，涼生為室空。此時身自得，難更與人同。

——〈銷夏〉（唐・白居易）

大暑在每年陽曆的七月二十三日或二十四日。「暑」是炎熱的意思，表明它是一年中最熱的時節。此時正值二伏前後，長江流域的許多地方，經常出現有四〇度以上的高溫天氣，教人酷熱難耐。

大暑期間，台灣的平均氣溫約為二八・八度，最高溫約三一・六度，最低溫約二五・七度，此時正是進入天氣最熱的時候。有句俗諺說「大暑吃鳳梨」，指的是大暑前的鳳梨不酸，是品嚐的絕佳時機。

大暑節氣又稱作「半年節」，為了感謝神明保佑順利收成，台灣習俗吃半年圓（紅湯圓甜湯）來慶祝，象徵團圓、甜蜜蜜、萬事如意等。在東台灣，此時更是阿美族人一年中最神聖的豐年祭典，他們會透過歌舞的形式，來感謝神靈的恩惠與大地的賜與。大暑對於原住民而言，代表著揮別夏天的感恩時期。

大暑節氣的美容食補以「清熱利溼解暑」為原則。

此時節熱氣薰蒸，水氣上騰，溼氣充斥，所以在這個季節，很容易感受溼邪。在中醫學中，溼為陰邪，其性趨下，重濁粘滯，易阻遏氣機，損傷陽氣，美容食補以清熱利溼解暑為宜，所以可以適量食用一些瓜果類。但此時節因溼氣較重，在烹調瓜果類食物時，可以適當加入一些薑絲、大蒜等，以減低瓜果的寒性，並幫助袪除溼氣。

大暑節氣可以適當地食用一點帶苦味的食物。苦味食物中所含有的生物鹼具有消暑清熱、促進血液循環、舒張血管等作用。夏天時適當吃些苦味食物，不僅能清心除煩、醒腦提神，且可增進食慾、健脾祛溼，如苦瓜、茶葉、咖啡等，都可適量選用，但不宜過量。

大暑節氣

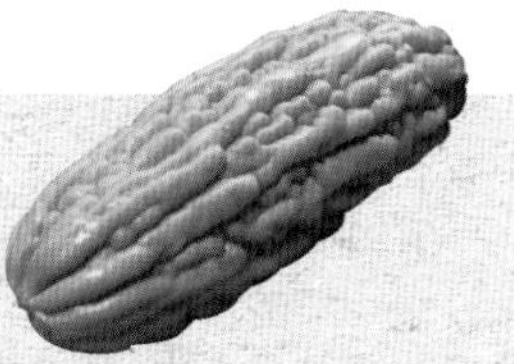

精選節氣食材：苦瓜

苦瓜味苦、性寒，歸脾、胃經。有清熱消暑、解毒之功。

苦瓜含有活性蛋白質和維生素B12，經常食用能提高免疫力，預防癌症。至於生理活蛋白，則可幫助人體皮膚更新與傷口癒合，使皮膚細緻。

苦瓜中含有一種獨特的苦味成分——金雞鈉霜，能抑制過度興奮的體溫中樞，達到消暑解熱的作用。苦瓜與苦味素則能開脾健胃。

苦瓜中的維生素C含量比絲瓜高出一〇倍，營養價值很高，但不宜久煮。烹調苦瓜時，最好先將苦瓜在滾水中氽燙過。

注意事項：

❶ 苦瓜中的苦瓜素會刺激子宮收縮，孕婦不宜食用。

❷ 脾胃虛寒或易拉肚子者慎食。

❸ 女性在生理期間或是下腹易冷痛者要少食。

美容食補譜：鹹蛋苦瓜

材料：苦瓜…一條，鹹蛋…兩個，青蔥…一支，
辣椒…一條，蒜頭…三～四個

調味料：醬油、糖、香油、米酒、白胡椒粉…各適量

做法：

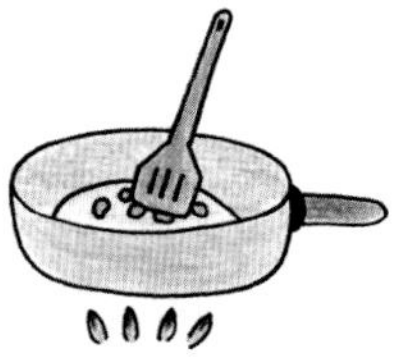

▲ step3

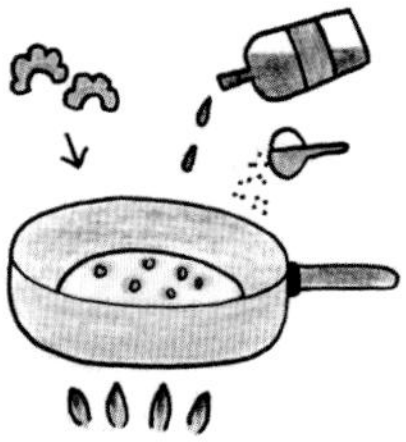

▲ step5

❶ 將苦瓜洗淨後去籽切薄片；將鹹蛋去殼後切碎；蒜頭、辣椒、蔥切末備用。

❷ 苦瓜過水氽燙約八分熟後撈起瀝乾。

❸ 起油鍋，爆香蒜末，接著放入鹹蛋，以鍋鏟將鹹蛋黃搗碎後炒散。

❹ 待鹹蛋黃出現濃厚的泡沫時，加入辣椒末一起炒。

❺ 倒入苦瓜片拌炒均勻，加入一點點醬油，再加入少許糖調味，拌炒均勻。

❻ 淋入少許米酒、香油、白胡椒粉，再撒下蔥花拌勻即可。

功效：苦瓜的維生素C含量豐富，有益調節體內功能、增強機體免疫力、促進皮膚的新陳代謝。夏天吃苦瓜，消暑又美白。

大暑節氣

精選節氣食材：青椒

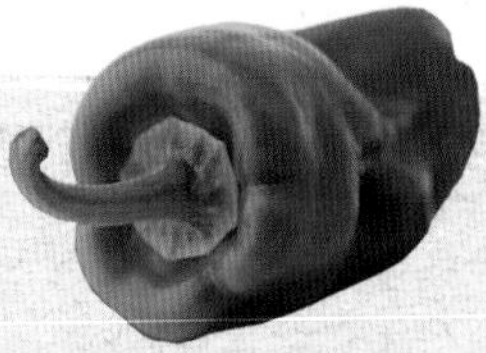

青椒味甘、性平，是蔬菜中含維生素Ａ、Ｋ最多，且富含鐵質，有助於造血。此外，青椒所含的維生素Ｂ較番茄多，維生素Ｃ又比檸檬多。

維生素Ａ、Ｃ都可增強身體的抵抗力、防止中暑、促進復原力，所以夏天可多食用青椒，促進脂肪的新陳代謝。同時，青椒含有促進毛髮、指甲生長的矽元素，常吃能強化指甲及滋養髮根，且對人體的淚腺和汗腺有淨化作用。

青椒還有有效成分可促進黑色素的代謝，有助於代謝掉黑斑及雀斑。至於青椒所含的胡蘿蔔素與維生素Ｄ則有增進皮膚抵抗力的功效，能防止產生面皰和斑疹。

注意事項：

料理青椒時適合大火快炒或油炸，用油炸的方式可增進維生素Ａ的功效，若用炒，則時間不宜太長。

美容食補譜：沙茶青椒炒肉絲

材料：青椒…三顆，蒜…三粒，
豬里肌肉…一五〇克

調味料：沙茶…三大匙，糖…一大匙，
黑醋…一．五大匙

做法：

❶ 將青椒切絲；將肉切絲後加醬油、胡椒粉、太白粉醃一〇分鐘；將蒜拍碎成末。

❷ 在鍋中加入兩匙油，燒熱後再放入肉絲炒至變色即可起鍋。

❸ 用炒肉鍋中餘油放蒜末爆香後放青椒，加調味料、肉絲拌炒至熟。

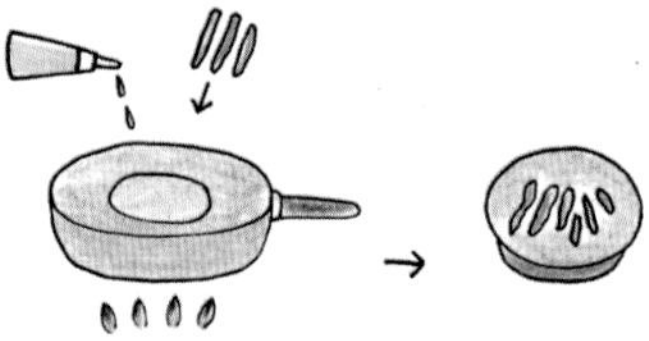

▲ step2

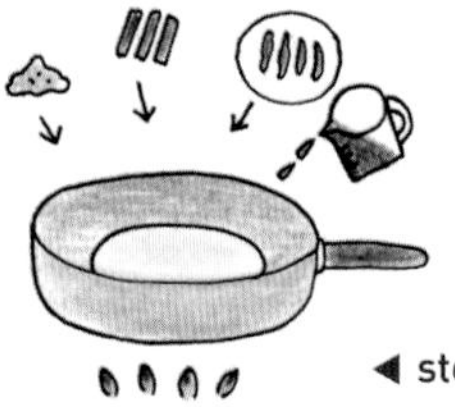

◀ step3

功效：青椒有美化皮膚、毛髮的作用，又可代謝脂肪，有助於減肥。夏天食用青椒，不但清熱解暑，又可改善皮膚、預防青春痘、減脂瘦身。

精選節氣食材：皇宮菜

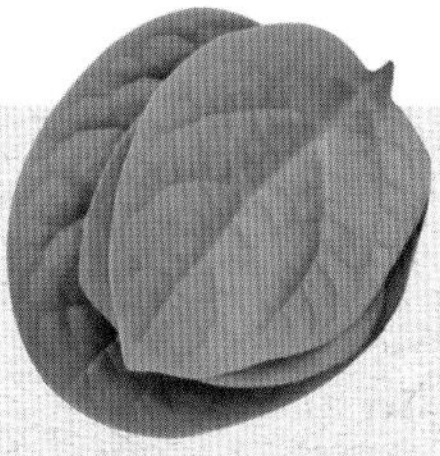

皇宮菜味甘、酸，性寒。

皇宮菜的蛋白質和礦物質含量稍高於一般綠葉類，可用於久病體虛、頭暈等症。同時，皇宮菜也含有黏多醣、葡聚糖等特殊成分，口感黏滑，有滋潤黏膜和細胞的作用，能保護胃壁、防止胃炎和胃潰瘍、改善皮膚粗糙。皇宮菜的鈣質含量也極豐富，可以預防骨質疏鬆，是補充鈣質的好食品。

皇宮菜不宜生食，又因其具有輕微的腐泥味，烹調時可使用大蒜或辣椒等調味料拌炒。

注意事項：

❶ **脾胃虛弱及手腳冰冷者不宜多食。**

❷ **懷孕及經期易痛經者忌食。**

❸ **皇宮菜的種子及枝的部分含有較強毒性的物質，必須去除。**

美容食補譜：蒜炒皇宮菜

材料：皇宮菜…一把，雞肉…適量，蒜頭…三～四顆

調味料：米酒、鹽、麻油…各適量

做法：

❶ 揀去皇宮菜老的部分後洗淨切小段；將雞肉洗過後切小塊；將蒜頭去皮拍碎。

❷ 在鍋中倒入適量的油，爆香蒜末，加入皇宮菜、雞肉同炒。

❸ 加入米酒及適量的水，稍煮片刻後加入麻油、鹽調味即可。

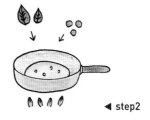

◀ step2

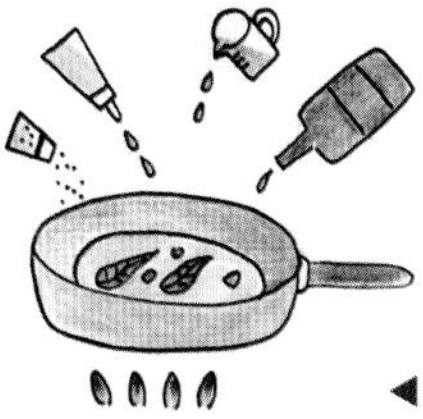

◀ step3

功效：皇宮菜有涼血解毒、潤腸清熱的作用，適宜便血、痔瘡、大便秘結者食用。這道菜餚不僅美味可口，更能提供給女性朋友許多所需的營養素，體質燥熱的人可以多食用。

《養生論》曰：秋風雖爽，時主肅殺，萬物於此凋傷。順時調攝，使志安寧，以緩秋刑，此秋氣之應，養收之道也。

調理法：勿多食辛味，減辛以養肝氣。（秋，肺金正旺，辛味屬金，肝屬木，恐辛味助金克木，令肝受病。）

勿食生冷，以防痢疾。

勿食新薑，大熱，損目。

勿貪取新涼。（凡人五臟俞穴，皆會於背。酷熱之後，貪取風涼，此中風之源也。故背宜常暖護之。）

——《壽世傳真・修養宜四時調理》（清・徐文弼）

所謂「肺與秋氣相應」，中醫學認為，肺為五臟之華蓋，居於五臟最高位置，通過鼻子、喉嚨、氣管直接與外界相通，極易受到外界環境影響，秋季燥氣當令，此時燥邪易侵犯人體呼吸道而耗傷肺之津液，出現乾咳、口、鼻、皮膚乾燥*等症。

因此，秋季的保養首重上呼吸道、氣管、皮膚等的保護，避免受到燥邪的侵襲。

《素問・臟氣法時論》：「脾主長夏，……脾苦濕，急食苦以燥之。……脾欲緩，急時甘以緩之，用苦瀉之，甘補之。」

「肺主秋，……肺苦氣上逆，急食苦以泄之。……肺欲收，急食酸以收之，用酸補之，辛瀉之。」

在中醫五行與四季相應中，將夏末秋初劃為「長夏」，所謂「脾與長夏相應」，具體的時間點約在三伏天這段期間。長夏時節，氣候的特點仍是暑溼較重，長夏之後，才是真正乾燥涼爽的秋季。

＊註：中醫學認為「肺主皮毛」，皮膚的乾燥潤澤、毛孔的開闔等都與肺的功能有關。

處暑節氣的美容食補以「清熱安神」為原則。

處暑時節，台灣的氣候仍是溼熱偏盛，雖然還有「秋老虎」的威勢，但畢竟陽氣轉衰，陰氣漸濃，氣候正處在由熱轉涼的交替時期，自然界的陽氣由疏泄趨向收斂，人體內陰陽之氣的盛衰也隨之轉換，此時美容保養亦應順應節氣轉向斂神、降氣，美容食補則宜吃清熱安神的食品，如金針菜、白木耳、百合、蓮子、蜂蜜、黃魚、干貝、海帶、海蜇、芹菜、菠菜、糯米、芝麻、豆類及奶類等。

處暑節氣

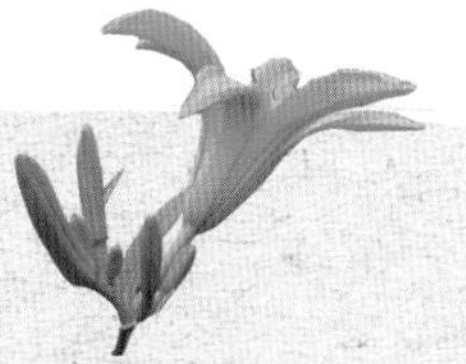

精選節氣食材：金針菜

金針菜味甘、性涼，歸肝、脾、腎經。有養血平肝、利尿消腫之功。

金針早上開、晚上凋萎，俗稱「一日美人」，古時又稱其為萱草、忘憂草，也是中國俗稱的「母親花」，是家常料理中常見的食材。金針含有豐富的蛋白質和鐵質，營養成分頗高，同時具有安神忘憂的療效。

金針菜有安神的作用，能治療神經衰弱，心煩不眠；金針菜中的維生素 C 有增強免疫力的效果；胡蘿蔔素則有抗氧化作用，還能保護黏膜細胞避免感染；所含鐵質是菠菜的二十倍，能預防貧血；鈣質則能預防骨質疏鬆。

金針菜在烹調時搭配具有油脂的肉類，能促進胡蘿蔔素的吸收，也能利用金針菜豐富的膳食纖維，促進腸胃蠕動，幫助食物消化。

注意事項：

❶ **烹調金針菜時不宜加醋，醋含有破壞胡蘿蔔素的功能。**

❷ **鮮品金針菜含有秋水仙鹼，容易引起腹瀉、腹痛，但此種物質只要煮熟就會受到破壞。不過，乾品的金針菜不會引起中毒和不適，因為在曬乾的過程中，這種秋水仙鹼就已經被破壞了。**

❸ **乾品的金針菜，在食用上為避免留有二氧化硫，烹煮時可以先用熱水泡過，使二氧化硫溶於水中。**

美容食補譜：金針枸杞排骨湯

材料：金針菜 … 一小把，排骨 … 一〇〇克，
枸杞 … 一小把，花生 … 適量，薑 … 三片

調味料：鹽 … 適量

做法：

❶ 將金針菜用熱水泡半個小時；將排骨洗淨後汆燙。

❷ 在鍋中加入少量水，放入薑片、花生米、排骨，蓋上鍋蓋大火煮三〇分鐘左右，關小火後繼續煮二〇分鐘。

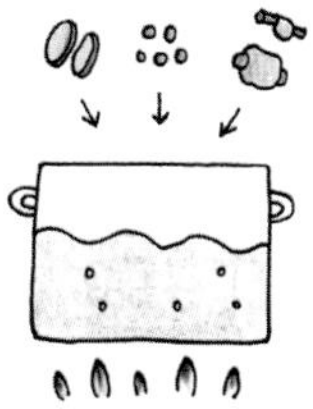

◀ step2

❸ 放入金針菜後蓋上鍋蓋再煮約四、五分鐘，等水煮沸。

❹ 最後加入枸杞稍稍煮兩分鐘，再加入適量的鹽。

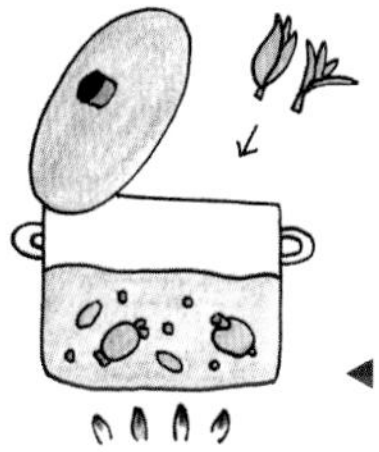

◀ step3

功效：金針菜具抗菌、消炎效果，常吃金針菜還能滋潤皮膚，增強皮膚的彈性，使皮膚細緻滑潤，減少皺紋。

處暑節氣

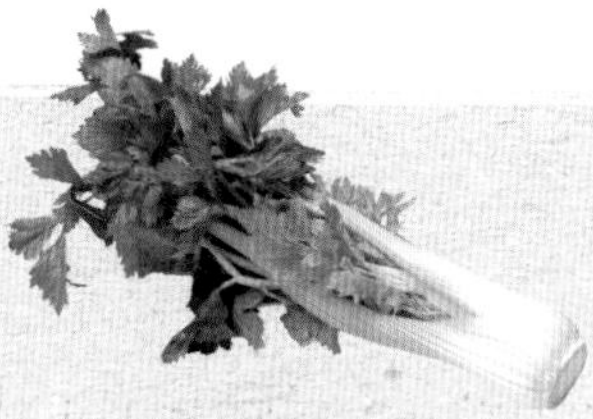

精選節氣食材：芹菜

芹菜味辛、甘，性涼，歸肝、胃、肺經，有清熱平肝、袪風利溼的功效。

芹菜含有芳香的揮發油味道，有健胃整腸、興奮腸胃神經的作用，是清除腸胃道不潔物質的優良食品，而且其豐富的食物纖維還可預防便祕。此外，芹菜還含有有效的利尿成分，可以消除體內多餘水分，改善水腫。

芹菜含鐵量高，可補充女性朋友在經期間流失的經血，而芹菜所含具有鎮靜作用的成分則能對人體產生安定作用，消除煩躁，對於肝火過旺，經常口乾舌燥、皮膚粗糙、失眠、頭疼的人，常吃芹菜可以清熱解毒。

注意事項：

❶ 芹菜不宜久煎或久炒。

❷ 有慢性腹瀉跟血壓太低的人都不宜吃過多的芹菜。

美容食補譜：芹菜豆腐皮粥

材料：白米 … 二〇〇克，豆腐皮 … 二〇〇克，
芹菜 … 兩根，香菜 … 少許

調味料：鹽 … 少許

做法：

❶ 將白米洗淨後泡水備用；將豆腐皮切細絲；將芹菜、香菜洗淨切末。

❷ 將白米與水一起入鍋，用大火燒開後轉小火熬煮成粥。

❸ 起鍋前，加入豆腐皮絲續煮兩分鐘，再加入芹菜末與香菜末即可。

功效：豆腐皮的性味甘平，含有菸鹼酸、鈣、鐵、鋅、鎂、鈉、硒等多種微量元素。芹菜含鐵可補血，且有豐富的膳食纖維，可幫助腸胃蠕動，改善便祕。這道菜餚可提供女性朋友豐富的營養成分並改善膚色暗沉、痘痘等皮膚問題。

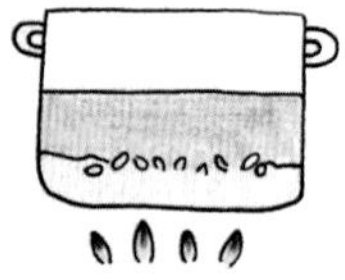

▲ step2

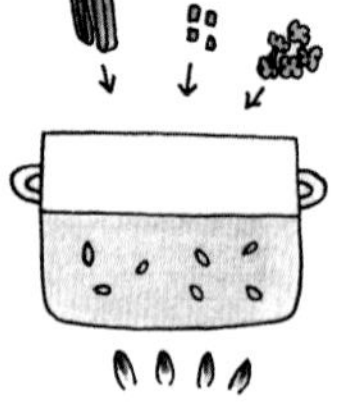

▲ step3

精選節氣食材：白木耳

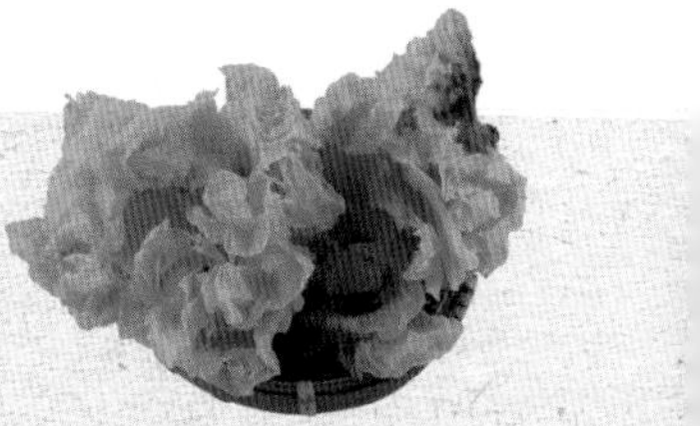

白木耳味甘、性平，歸肺、胃、腎經，有滋陰潤肺、益胃生津的功效。

白木耳可以滋陰、潤肺、養胃、生津、益氣、補腦、強心，適用於慢性支氣管炎、肺心病、高血壓、便祕、皮膚乾燥者，而且可以改善病後及產後虛弱、營養不良、皮膚乾燥等問題。

白木耳具滋陰潤肺功效，用於肺熱咳嗽、肺燥乾咳、痰中帶血或無痰，可用白木耳加冰糖燉服。

注意事項：

❶ 貯藏過久、受潮變質、出現微酸或霉味的白木耳不能食用。
❷ 白木耳不宜用熱水泡發。
❸ 在烹煮白木耳時，最好煮久一點才會讓白木耳的膠質和多醣體溶出。

美容食補譜：木瓜燉銀耳

材料：白木耳 … 三〇克，木瓜 … 半個

調味料：冰糖 … 適量

做法：

❶ 將白木耳用清水浸發，洗淨；將木瓜削皮去籽，切成小塊。

❷ 將木瓜、白木耳、冰糖一起放入鍋中，加適量清水燉煮二〇分鐘後即可食用。

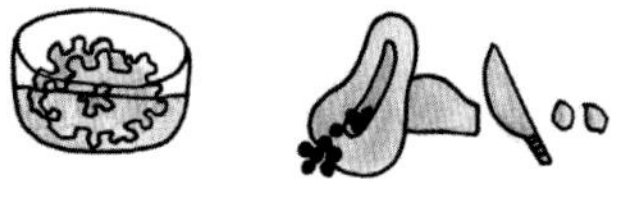

▲ step1

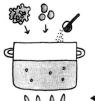

◀ step2

功效：本品能養陰潤肺，滋潤皮膚，防止皺紋過早出現，保持皮膚細緻，延緩衰老。既養肺陰、又益胃陰，可改善咽乾口燥、大便秘結等證。

白露

玉階生白露，夜久侵羅襪。
卻下水晶簾，玲瓏望秋月。

——〈相和歌辭・玉階怨〉（唐・李白）

白露在每年陽曆的九月七日或八日。

白露是典型的秋天節氣，此時氣候真正進入秋涼。露是由於溫度降低，空氣中的水氣每到夜晚便在樹木花草上或接近地面的物體上凝結而成的水珠。此時人們能明顯感覺到炎熱的夏天已過，涼爽的秋天已經到來。白天的溫度雖然仍會高達三十幾度，可是入夜之後，就會下降到二十幾度，兩者之間的溫差達十多度。

白露期間，台灣平均氣溫約二七・八度，最高溫約三一・五度，最低氣溫約二四・九度。此時是飄散柚香的節氣，所謂的「白露柚」即指白露之後、中秋時分上市的柚子，其味道清爽甘甜、香氣四溢。

白露節氣美容食補以「甘寒潤燥」為原則。

白露節氣，進入典型的秋季氣候，秋季的氣候特點是乾燥，也就是人們常說的「秋燥」。中醫學認為，「燥邪傷人，容易耗人津液」，因而會出現口乾、唇乾、鼻乾、咽乾及大便乾結、皮膚乾裂等症狀。要預防秋燥，飲食上可選用具潤肺生津、養陰潤燥的食物，像蓮子、百合、山藥、草菇、菜瓜等，也可選用一些宣肺化痰、滋陰益氣的中藥作為藥膳，如人蔘、沙蔘、西洋蔘、百合、杏仁、川貝等，對緩解秋燥多有良效。

白露節氣

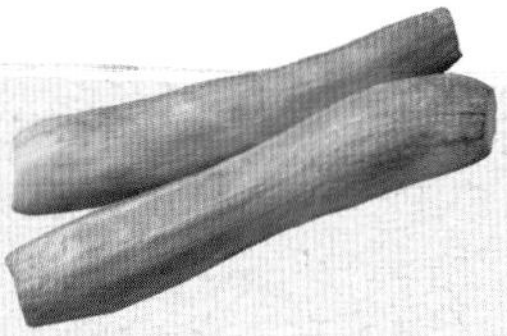

精選節氣食材：越瓜

越瓜味甘，性寒，歸腸、胃經，有利小便、解熱毒之功。

越瓜又名菜瓜，質脆肉厚、口味清爽，可煮食或炒食，亦可做成可口的涼拌菜，極為爽口。

越瓜具有清熱、利尿、解渴、除煩、滌胃、清暑、益氣等功效，主治煩熱口渴、小便不利，亦可解酒毒。

注意事項：

❶ 越瓜性寒，容易腹瀉、胃寒疼痛之人忌食生冷越瓜。

❷ 女性月經來潮期間和有寒性痛經者忌食生越瓜。

美容食補譜：越瓜炒肉片

材料：越瓜 … 一根，豬肉 … 一五〇克，蒜頭 … 適量

調味料：鹽、太白粉、米酒、醬油 … 各適量

做法：

❶ 將越瓜去籽後洗淨切片；將蒜頭切細末；將豬肉洗淨後切片，然後用適量鹽、太白粉、米酒、醬油醃二〇分鐘。

❷ 在鍋內放入少量油，燒熱後加入肉片翻炒至變色後盛起備用。

❸ 在鍋中加入蒜末，爆香後加入越瓜翻炒。

❹ 加入肉片炒勻後加入適量鹽調味即可。

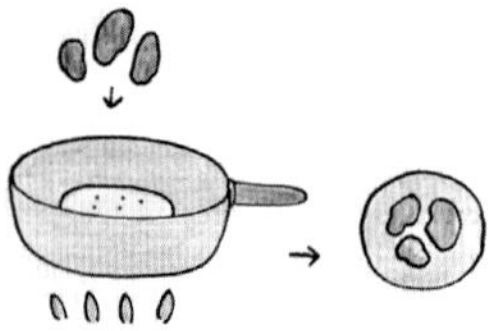

▲ step2

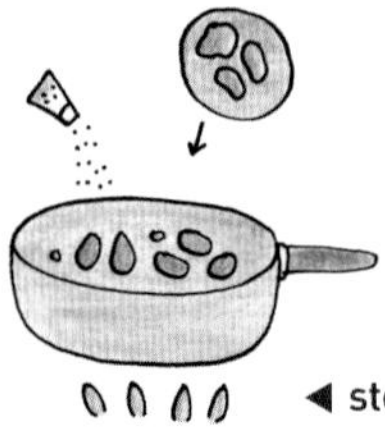

◀ step4

功效：越瓜甘寒潤燥，清熱解毒，可以改善火氣、長痘痘、口渴、煩熱等症狀。

精選節氣食材：雪白菇

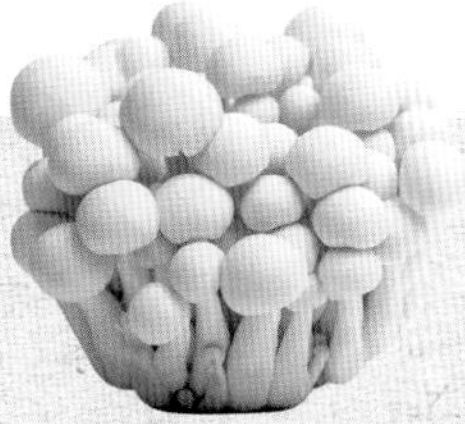

雪白菇性寒，味甘、微鹹，通體潔白，晶瑩剔透，滑嫩鮮脆，清甜可口無腥味，是極受歡迎的美味佳餚。

雪白菇所含蛋白質較一般蔬菜高，還有必需胺基酸、多種微量元素等人體必需物質，以及大量多糖和各種維生素，經常食用能改善人體的新陳代謝，降低膽固醇含量。

雪白菇中含有粗纖維、半粗纖維和木質素，可保持腸內水分平衡，還可吸收多餘的膽固醇、糖分，將其排出體外，對預防便祕、腸癌、動脈硬化、糖尿病等都十分有利。

注意事項：

雪白菇應低溫冷藏保存。

美容食補譜：雪白菇炒蝦仁

材料：蝦子⋯一〇隻，雪白菇⋯一包，青花菜⋯一棵，蔥⋯一支，薑⋯適量

調味料：鹽、太白粉、香油⋯各適量

做法：

❶ 將蔥洗淨切段；將薑洗淨切片；將青花菜洗淨後剝成小朵；蝦仁用適量太白粉和鹽，醃一五分鐘。

❷ 雪白菇、青花菜汆燙一下，撈出，瀝乾水分；再放入蝦仁燙熟，撈出。

❸ 將油鍋燒熱，爆香蔥段和薑片，放入蝦仁、雪白菇和青花菜，炒勻，加入適量鹽、香油調味即可。

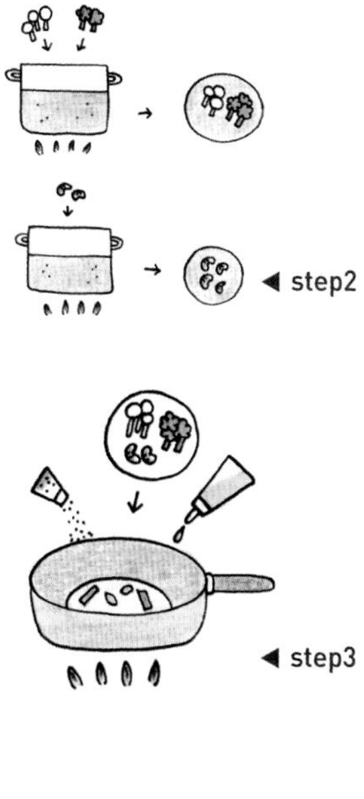

功效：本品有補脾益氣，清熱解毒，滋陰潤燥，增強免疫力的功效。

白露節氣

精選節氣食材：海帶

海帶味鹹，性寒，歸肺經，有化痰的效果，還可以治療水腫、祛除溼氣。

海帶含有鈣、磷、碘、鉀、硒、葉酸、蛋白質、大葉藻素、粗纖維等。

海帶含有碘，可以促進血液中的脂肪代謝；鈣可以強化骨骼、牙齒；膳食纖維則可以降低血中的膽固醇。

注意事項：

甲狀腺亢進患者、懷孕和哺乳期的婦女不宜過量食用。

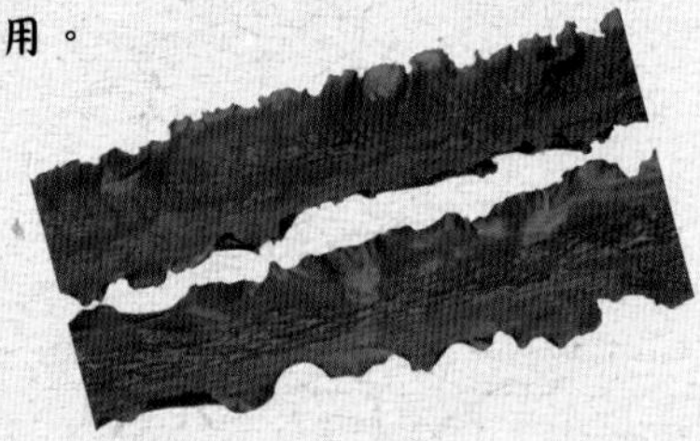

美容食補譜：豆腐海帶湯

材料：豆腐 … 一塊，海帶 … 一〇〇克，蔥 … 少許

調味料：鹽 … 適量

做法：

❶ 將豆腐切大丁、海帶泡發洗淨、蔥切末。

❷ 將鍋內水燒開，放豆腐丁煮透，再放海帶煮一會兒。

❸ 加少許鹽，撒蔥花後即可起鍋。

功效：此湯品有強化鈣質吸收，促進新陳代謝的作用，對於保養頭髮及皮膚也有效果。

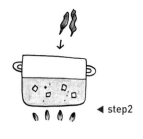

◀ step2

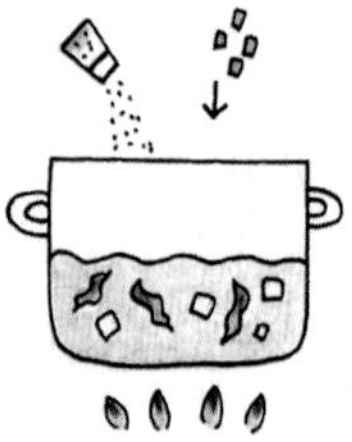

◀ step3

精選節氣食材：柚子

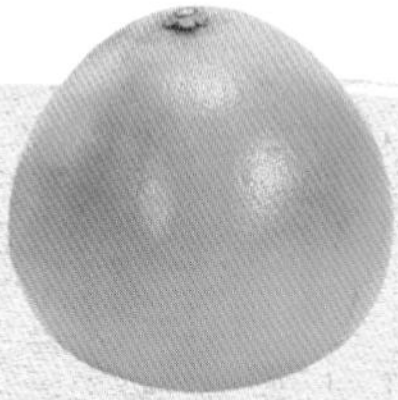

柚子味甘、酸，性寒，有行氣寬中、開胃消食、解渴、止咳化痰的功效。

柚子所含的有機酸大部分是枸櫞酸，有消除人體疲勞的作用；維生素 P 有強化皮膚毛細孔及加速受傷皮膚的修復；所含大量維生素 C，則是愛美女性最佳的美容聖品，

每年八到十月是文旦柚的產期，挑選文旦柚以果皮細緻光滑，顏色略呈淡黃色為佳，果形呈洋梨型，果實有沉重感，買回家後「釋水」數日，讓文旦中多餘水分釋出，口感將會更甜，風味更佳。

注意事項：

❶ **柚子不可與藥物同食。**

❷ **脾虛容易腹瀉者，不宜多食。**

秋分

返照斜初徹，浮雲薄未歸。江虹明遠飲，峽雨落餘飛。
鳧雁終高去，熊羆覺自肥。秋分客尚在，竹露夕微微。

——〈晚晴〉（唐・杜甫）

秋分在每年陽曆的九月二十三日或二十四日。

此時節進入了涼爽的秋季，一股股南下的冷空氣，與逐漸衰減的暖溼空氣相遇，產生一次次降雨，氣溫也一次次下降。

秋分與春分，同為陽光直射赤道，全球晝夜等長之時，不同的是，秋分之後，北半球各地晝漸短夜漸長，古人有云：「秋分者，陰陽相半也，故晝夜均而寒暑平。」

且氣溫轉涼程度愈見明顯，秋意漸濃，「白露秋分夜，一夜冷一夜」。

秋分期間，台灣的平均氣溫約為二六．六度，最高氣溫約三〇．二度，最低溫約二三．八度。在古代，秋分是祭祀土地神的日子，以新酒甜糕歡慶五穀豐收，現在則演變成遊子返鄉團圓的中秋佳節。

秋分節氣美容食補以「滋陰潤肺，寧心安神」為原則。

秋分節氣已經真正進入秋季，晝夜時間相等，美容養生也應本著陰陽平衡的規律，使機體保持「陰平陽秘」的原則，按照《素問•至真要大論》所說：「謹察陰陽之所在而調之，以平為期」。秋天是容易感傷的季節，逐漸轉冷的天氣、凋零的花木，使人意志消沉，此時節應注意精神上的調養，培養樂觀情緒，保持神志安寧，以適應秋天平容之氣。飲食調養上，可以多吃些具有滋陰潤肺，寧心安神功效的食物，像芝麻、糯米、蜂蜜、乳品、雪梨、蘋果、梨、葡萄、柚子等新鮮瓜果。

秋分節氣

精選節氣食材：**鴻喜菇**

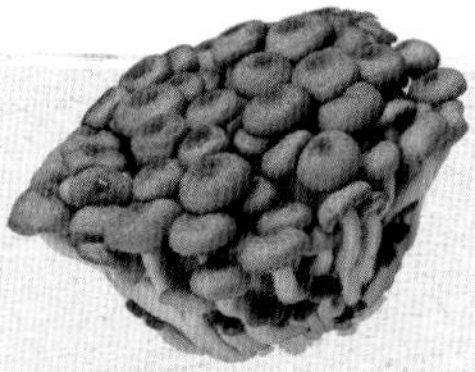

鴻喜菇味甘，性涼，外型優美、質地細緻、口感極佳，又有蟹味菇、海鮮菇等別名。用來煮湯、煮火鍋、油炸或炒、燴皆宜。

鴻喜菇含高蛋白、高纖維、低醣及低脂，所含的蛋白質中胺基酸種類一應俱全，包括一八種人體必需胺基酸，其中賴胺酸、精胺酸的含量更高於一般菇類，有助於智力發展。

鴻喜菇清除自由基的能力極強，有抗輻射、預防心腦血管疾病、提高免疫力、延緩衰老等功效；纖維素可以促進腸壁的蠕動，幫助消化，防止大便乾燥。

美容食補譜：**鴻喜菇煮茭白**

材料：鴻喜菇 … 一包，茭白筍 … 一～二支，
胡蘿蔔 … 適量，大棗 … 三顆，蒜頭 … 適量

調味料：鹽 … 適量

做法：

❶ 將鴻喜菇洗淨，茭白切絲，胡蘿蔔切絲，大棗切條，蒜頭切細末。

❷ 將油鍋燒熱爆香蒜末，炒鴻喜菇，再炒胡蘿蔔，然後加適量清水、大棗。

❸ 一〇分鐘後，放入茭白，煮熟後加鹽調味即可。

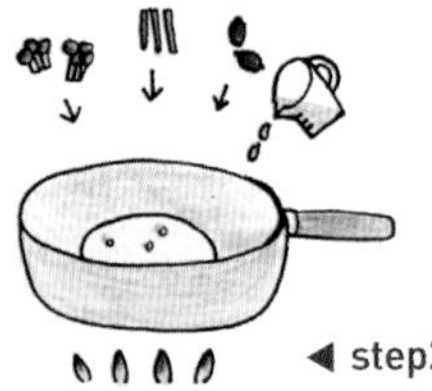

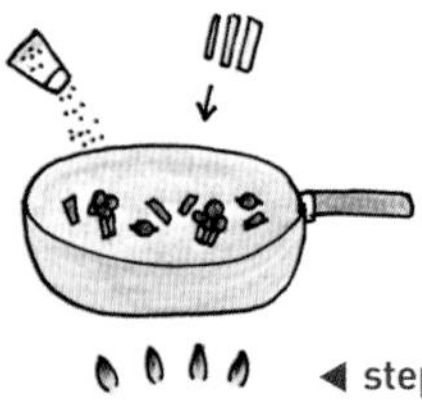

功效：鴻喜菇營養豐富，可提高免疫力，抗衰老，改善頭暈、乏力、易倦、耳鳴、眼花、心悸等症。

精選節氣食材：蓮子

蓮子性平，味甘、澀，歸脾、腎、心經，有補脾固腎、養心安神之功。

蓮子營養豐富，含有多種無機鹽和維生素，具有寧心安神的功效。其中的鈣，磷和鉀含量非常高，《本草綱目》記載，蓮子有「交心腎，厚腸胃，固精氣，強筋骨，補虛損，利耳目，除寒濕」的功效。適用於脾虛久瀉、遺精帶下、心悸失眠等病症。此外，蓮子對於預防早產、流產以及孕婦腰酸也很有效。

選購蓮子時要挑選顆粒完整，均勻飽滿，顏色呈象牙黃，沒有碎裂和雜質，並帶有清香者為佳。

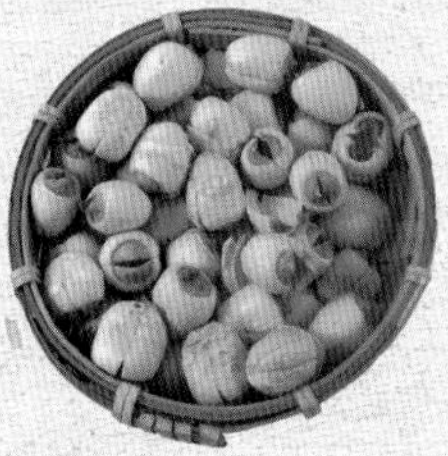

注意事項：

容易脹氣及大便燥結者，不宜服食蓮子。

美容食補譜：百合蓮子銀耳羹

材料：白木耳 … 三朵，蓮子 … 二〇克，乾百合 … 二〇克，枸杞 … 一〇克

調味料：冰糖 … 一〇〇克

做法：

❶ 把白木耳泡發約半小時後洗淨，剪去根部，然後用手撕成小片；將蓮子、百合和枸杞也分別泡發。

❷ 將白木耳放入鍋內，倒入適量清水，開大火煮開後蓋上蓋子轉小火煮兩小時。

❸ 待白木耳煮至濃稠後，放入冰糖攪拌均勻，然後倒入蓮子，蓋上鍋蓋轉小火煮半小時。

❹ 最後放入百合和枸杞再煮一五分鐘左右即可熄火，可先放入冰箱冷藏後食用。

功效：此湯品可寧心潤肺、養顏美容。蓮子、百合都有養心安神的功效，可以治療心悸不安、失眠多夢等。

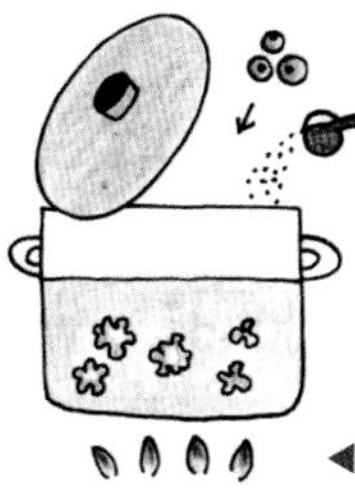

◀ step3

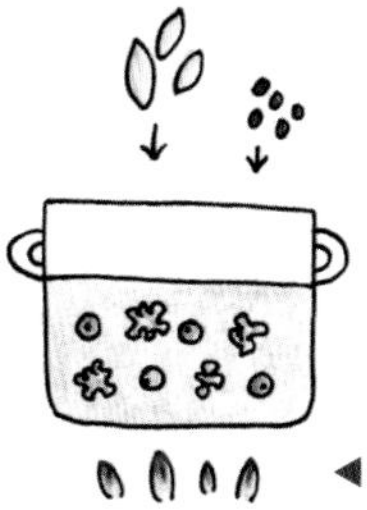

◀ step4

寒露

曦光一點通，冷露洗丹楓。野菊初飛雪，山楂已落紅。
撈成魚獲利，采段藕登豐。早晚寒涼襲，勤收種不窮。

——〈寒露〉（佚名）

寒露在每年陽曆的十月八日或九日。

寒露節氣，逐漸進入深秋，因太陽的直射角南移，加上東北季風影響，氣溫由涼轉冷，變化幅度漸大。古書記載：「九月節，露氣寒冷，將凝結也。」意味著氣溫更低，露水更多，地面上的露珠更冷，彷彿將凝結成霜，於是有「露水先白而後寒」之說。寒露期間，台灣平均氣溫約為二五．七度，最高溫約二九．三度，最低溫約二二・九度。

深秋適合吃蚵仔，台灣西岸各地從彰化到台南、屏東，都有出產肥美的蚵仔。此時節當令的本土高麗菜有個優雅的名字——初秋，初秋栽種，深秋盛產，寒露時節正是高麗菜大量收成的產季。

寒露節氣美容食補以「養陰防燥，潤肺生津」為原則。

寒露到來後，氣候由熱轉寒，萬物隨寒氣增長，逐漸蕭條，這是熱與冷交替的季節。在自然界中，陰陽之氣開始轉變，陽氣漸退，陰氣漸生，我們人體的生理活動也要適應自然界的變化，以確保體內的生理（陰陽）平衡。

中醫學在四時養生中強調「春夏養陽，秋冬養陰」。當氣候變冷時，正是人體陽氣收斂，陰精潛藏於內之時，因此，秋季時節必須注意保養體內之陰精。此時節，燥邪之氣　侵犯人體而耗傷肺之陰精，如果調養不當，人體會出現咽乾、鼻燥、皮膚乾燥等一系列的秋燥症狀。所以暮秋時節的飲食調養應以養陰防燥，潤肺生津為宜。古人云：「秋之燥，宜食麻以潤燥。」此時，應多食用芝麻、糯米、粳米、蜂蜜、乳製品、百合、蓮藕、雪梨、蘋果、柿子等柔潤食物，也可多吃些雞、鴨、牛肉、豬肝、魚、蝦、大棗、山藥等以增強體質。但是要少食辛辣刺激之品，如辣椒、生薑、蔥、蒜類，因過食辛辣易傷人體陰精。

寒露節氣

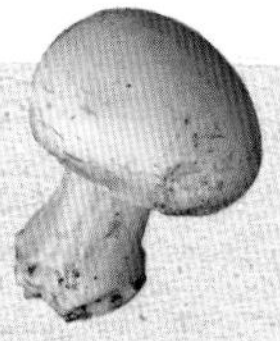

精選節氣食材：蘑菇

蘑菇味甘，性涼，富含維生素 B 群，另有胺基酸、礦物質、維生素 D、維生素 A、多糖、胡蘿蔔素、膳食纖維、葉酸、鉀、銅、亞磷和鐵等營養素。

新鮮蘑菇所含蛋白質極易為人體消化吸收，其碳水化合物及脂肪含量又少。此外，蘑菇還含有干擾素誘導劑、多醣體，能提升免疫力。

注意事項：

❶ 脾胃虛寒者不宜多食。

❷ 腎功能異常者不宜多食。

❸ 《隨息居飲食譜》＊：「多食發風、動氣，諸病人皆忌之。」意即多食易誘發舊病。

美容食補譜：蘑菇豬肉湯

材料：新鮮蘑菇 … 一二〇克，豬瘦肉 … 六〇克，
香菜 … 適量，薑 … 三片，蔥 … 一支

調味料：精鹽、香油、胡椒粉 … 各適量

做法：

❶ 將鮮蘑菇去雜洗淨後切片；將豬瘦肉切絲備用；將香菜切末、薑切絲、蔥切末。

❷ 在鍋內加入適量的水，放入蘑菇、豬瘦肉絲、薑絲、蔥末，大火燒沸後改用小火煮一五分鐘。

❸ 加入香菜末、精鹽、胡椒粉、香油調味即成。

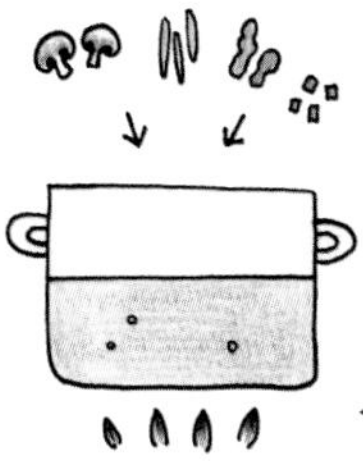

◀ step2

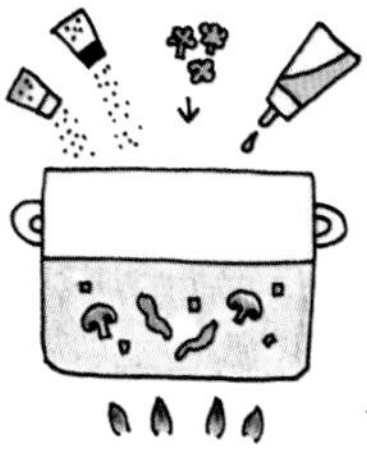

◀ step3

功效：補脾益氣，改善脾胃虛弱、體倦乏力、乳汁減少等症。蘑菇是一種高蛋白、低熱量的保健食品，食用蘑菇能補益腸胃、化痰理氣；豬瘦肉性平，味甘、鹹，有滋補腎陰、滋養肝血、潤澤肌膚等功效。

＊註：《隨息居飲食譜》為王士雄所撰，成書於清朝咸豐十一年（一八六一年），是一部著名的中醫食療養生著作。

寒露節氣

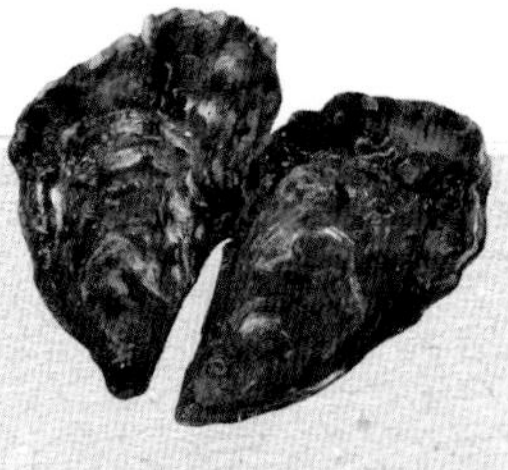

精選節氣食材：鮮蚵

鮮蚵性微寒，味甘鹹，歸心經，有滋陰養血之功，用於心血不足、煩熱失眠、盜汗、心神不安等症。

鮮蚵別名牡犡，又被稱為「海洋中的牛奶」是自然界中含鋅比例最高的食物之一。鮮蚵所含的營養成分包括蛋白質、脂肪、醣、維生素、礦物質、單元不飽和脂肪酸。

牡蠣的蛋白質含量比例遠超過牛乳與人乳；其膽固醇很少，比花枝、蝦子等海產類來得低，可見牡蠣為低脂肪、低膽固醇，且營養價值極高的海產食物。

《本草圖經》* 記載鮮蚵是：「炙食甚美，令人細肌膚，美顏色。」鮮蚵能夠美容養顏及防止肌膚老化，主要是因為它含有豐富的蛋白質及鋅，能夠提供皮膚修復及細胞生長的營養。而且鮮蚵也含有足夠的鋅可以增強人體的免疫系統。

美容食補譜：鮮蚵燉豆腐白菜

材料：鮮蚵 … 二〇〇克，豆腐 … 二〇〇克，
白菜 … 二〇〇克

調味料：蔥、薑、精鹽、胡椒粉 … 各適量

做法：

❶ 將鮮蚵洗淨；將豆腐洗淨、切塊；將白菜洗淨、切片；將蔥、薑切絲。

❷ 將油鍋燒熱，放爆香蔥、薑，放入豆腐稍煎，加清水八〇〇毫升，投入白菜、鮮蚵燉煮至白菜熟爛。

❸ 加胡椒粉、精鹽調味即可食用。

功效：具有滋陰養血、清熱解毒、調和美膚的功效，可改善煩熱失眠、盜汗、心神不安等症。婦女更年期及懷孕期皆可食用。

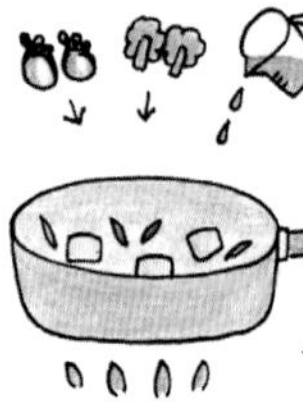

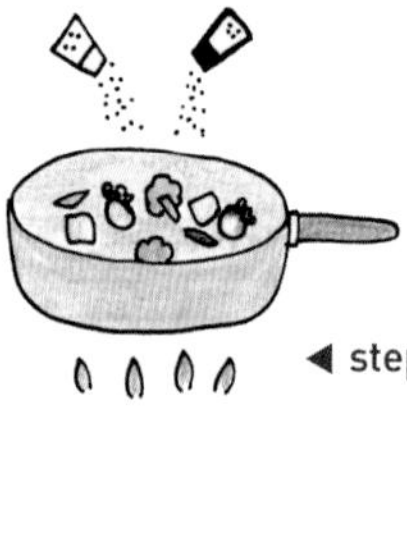

＊註：《本草圖經》為宋蘇頌等編撰，一名《圖經本草》，成書於一〇六一年。本書搜集中國各郡縣的草藥圖，參考各家學說整理而成。共收錄藥物七八〇種，藥物圖九三三幅。藥物圖大多數是寫實圖，這些圖到現在都還有參考的價值。

精選節氣食材：

高麗菜

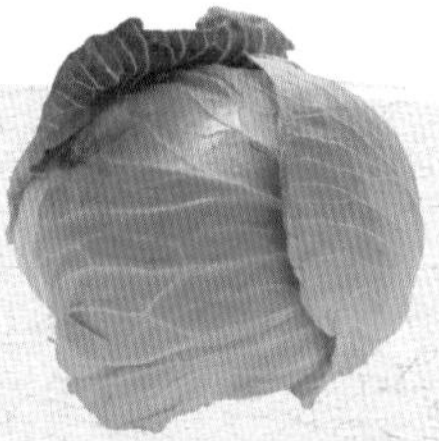

高麗菜味甘、性平，歸脾、胃經，有補益脾胃、緩急止痛之功。

高麗菜含有豐富的維生素C，除有抗菌、消除疲勞的效果，更是美容佳品，可以抗氧化、防衰老。

高麗菜中有種「潰瘍癒合因素」——維生素U，是防潰瘍病的主要成分，能加速受創面的癒合，對潰瘍有很好的輔助治療作用。

高麗菜中所含鈣質很容易吸收，可以預防骨質疏鬆；豐富的纖維可增進食慾，促進消化，預防便祕；高麗菜中的鉻，對血糖、血脂有調解作用，是減肥者的理想食物。

注意事項：

高麗菜含有大量維生素K，服用抗凝血劑的病人不宜食用太多高麗菜，否則會降低抗凝血劑的作用。

美容食補譜：

炒高麗菜

材料：高麗菜 … 七～八葉，胡蘿蔔 … 半根，蒜頭 … 適量

調味料：鹽 … 適量

做法：

❶ 將高麗菜洗淨，切下硬莖，切成細絲；將高麗菜葉切小塊狀；將胡蘿蔔切絲、蒜頭切末。

❷ 在鍋中放入少量油，開中小火，放入胡蘿蔔絲，蒜末與高麗菜硬莖絲，攪動翻炒出香味。

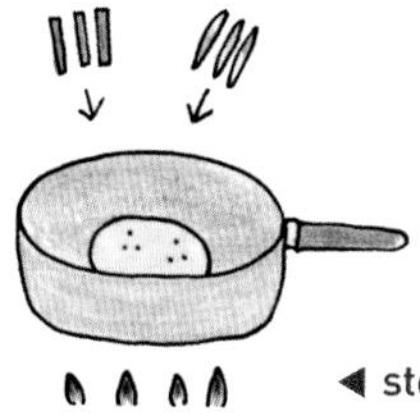

◀ step2

❸ 加入少量飲用水，蓋上鍋蓋，悶煮四五秒。

❹ 放入高麗菜葉，攪拌均勻，蓋上鍋蓋再悶煮兩分鐘。最後加入適量鹽調味，即可起鍋。

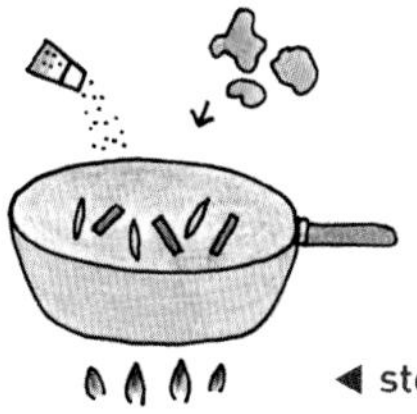

◀ step4

功效：高麗菜富含維生素C，有養血美容，抗氧化、防衰老的功效。

《律志》曰：北方，陰也，伏也。陽伏於下，於時為冬。當閉精養神，以厚斂藏。如植物培護於冬，至來春方得榮茂。此時若戕賊之，春升之際，下無根本，枯悴必矣。

調理法：勿多食鹹味，減鹹以養心氣。

（冬，腎水正旺，鹹屬水，心屬火，恐鹹味助火剋水，令心受病。）不宜多出汗，恐泄陽氣；勿多食蔥，亦恐發散陽氣。

——《壽世傳真・修養宜四時調理》＊（清・徐文弼）

「腎與冬氣相應」，冬季時，人體陽氣閉藏，氣血趨向於裡，皮膚毛孔閉闔，水溼之氣不易從體表外泄，而是經由腎、膀胱的氣化排出體外，無形中加重了腎臟負擔，也最容易發生和腎有關的疾病，像是記憶力減退、掉髮、頭髮早白、頭髮乾燥枯裂、耳鳴、耳聾、腰膝冷痛、夜尿頻多等，因此冬季要特別注重「腎」的保養。

中醫學認為，腎的主要生理功能有三點：❶「腎藏精」，指腎能促進機體的生長、發育和生殖，調節機體的代謝和生理活動；❷「腎主水」，腎能調節水液的代謝；

❸「腎主納氣」，腎能攝納肺所吸入的氣，進而調節人體呼吸運動。

《素問・四氣調神大論》曰：「冬三月，此謂閉藏，水冰地坼，無擾乎陽，早臥晚起，必待日光，使志若伏若匿，若有私意，若已有得，去寒就溫，無泄皮膚，使氣亟奪，此冬氣之應，養藏之道也。逆之則傷腎，春為痿厥，奉生者少。」

這是說人的生長發育基於腎，生命活動賴於腎，腎是生命活動之本源，腎火旺則生命力強。所以說，腎氣盛衰決定了機體生長壯老以及整個生命活動的過程。然而腎的生理特性是「主閉藏」，所以「腎藏精」，宜藏而不宜泄，冬季保養，就要以斂陰護陽為原則，祛寒就溫，固護腎氣，溫養氣血，增強機體抵抗力，才能適應嚴冬的變化。

美容食補應以「滋養」為主，可適當補充高熱量的食物，像是五穀雜糧、豆類、

＊註：《壽世傳真》，為清代徐文弼結合了親身經驗所撰寫的養生著作。

花生等；攝取充足優質的蛋白質，像奶類、蛋類、魚肉、雞肉、豬牛羊瘦肉等，以及充足的維生素。蔬菜及水果的維生素含量較高，如番茄、青椒等含有豐富的維生素C，是增強免疫力，抵抗疾病的重要物質。同時，天氣嚴寒，人體的新陳代謝相應減慢，皮膚的血管收縮，散熱少了，在調味品上就可以選用一些辛辣的食物，如辣椒、胡椒、薑、蒜等。在禁忌方面，建議少吃鹹味的東西。因為鹹味食品不利冬季的保養。

冬季美容食補適用食物舉例：

【羊肉】味甘，性溫，歸脾、胃、腎經。羊肉能溫中暖胃，益氣補虛，助元陽，補精血，是冬季最好的滋補食品。羊肉所含鈣質、鐵質高於豬肉、牛肉，對容易怕冷、四肢欠溫，氣血兩虛、貧血等虛寒體質，相當有幫助。

【牛肉】味甘，性平，歸脾、胃經，有補益氣血、強筋壯骨的作用。牛肉含豐富蛋白質，其中含必需胺基酸甚多，但脂肪較少，膽固醇含量也不高。體質虛弱或是經常面目浮腫的人可以在冬季多吃些牛肉。

【人蔘】味甘，性微溫，有大補元氣的作用。冬令進補少不了人蔘，尤其是氣虛之人，可以在冬季時多食用人蔘所做成的藥膳。

【黃耆】味甘，性溫，能補五臟之虛。黃耆有益氣固表的功用，尤其最適合容易感冒的人食用，有提高免疫力的功效。

【大棗】味甘，性溫，入脾、胃經。大棗的營養非常豐富，所含維生素C居百果之首，還含有胡蘿蔔素、胺基酸及多種礦物質，具有補氣健脾、養血安神、解藥毒、提高體內免疫系統功能等作用。大棗不但口感好，而且滋補入藥，對人體有著很好的養顏益壽、袪病延年的價值。

【肉桂】性熱，味辛甘，有補元陽、暖脾胃、除積冷、通血脈、益命門之火*的功效。陽虛怕冷、四肢不溫，或脾胃虛寒、慢性腹瀉的人，入冬以後，可以在做菜時適量加些肉桂，作為香科調味。

【芝麻】味甘，性平，有滋補肝腎，強身壯體的功效。用於腎虛眩暈、健忘、鬚髮早白、腰膝酸軟的治療和補養。芝麻還有潤養脾肺、益氣之功，對乾咳、皮膚

＊註：命門，即人體生命之門，是先天之氣蘊藏之所在，人體生化的來源，生命的根本。命門之火，指的是腎陽的功能。

乾燥、便祕、產後乳少等均有療效。

【玉米】味甘，性平，入胃、大腸經，具有調中健胃、益肺寧心、利尿、降脂的功效。玉米營養豐富，所含蛋白質、脂肪都比白米、白麵高，同時在玉米的胚芽中，還含有大量的維生素E和不飽和脂肪酸，具有增強機體新陳代謝，調整神經系統功能的作用。另外玉米所含的穀胱甘肽及礦物質鎂則可抑制癌細胞形成。

【紅薯】除了含有糖、蛋白質、脂肪、維生素等許多人體必需的營養物質，紅薯還含有一種膠原和黏液糖類物質，能增進健康，防止疲勞，使人精力充沛。此外，紅薯也可以防止動脈血管壁的彈性減弱，減少皮下脂肪堆積，預防肥胖症，為冬季減肥常用食品。

【優酪乳】與新鮮牛奶相比，差別在於含有大量乳酸。其優點是：使乳蛋白形成微細的凝乳，更容易消化；能刺激胃壁蠕動，促進胃液分泌，增強消化機能；可提高鈣、磷、鐵的利用率。此外，還可維持腸道細菌群的平衡，常食優酪乳可延緩衰老、預防癌症。

【鯽魚】味甘，性溫，有補虛損、強身體、滋補脾胃、除溼利尿之功效。可用於勞倦所引起的身體瘦弱，還可用於食欲不振、消化不良、嘔吐、乳少、子宮脱垂、四肢無力等病症的調養。此外，對慢性腎小球腎炎水腫和營養不良性水腫的療效也很好，是冬季滋補佳品。

【油菜】油菜性溫、味辛，有清熱解毒，散血消腫的功效。適用於血瘀體質、便祕、體虛力弱等症。

【大白菜】含有豐富的纖維素，能促進大便排泄，幫助消化，對預防結腸癌有良好的作用。白菜質地柔嫩，滋味鮮美，可炒食、煮湯，還可作成水餃。

【栗子】又名板栗，毛栗等，有「乾果之王」的美稱。是一物美價廉、極富營養的滋補品，有補腎、壯腰、強筋、活血、止血、消腫等功效，適用於腎虛所致的腰膝痠軟、小便多和脾胃虛寒引起的慢性腹瀉等症。

【核桃】有「長壽果」之稱，其果肉營養豐富，有強腎補腦之功，可使人長壽。核桃是一種很好的滋補食品，凡病後虛弱、營養不良，神經衰弱、便祕者，每天吃幾顆核桃能有助恢復健康。

深秋氣候，氣溫低了一些，但陽光依舊爽朗。

立冬時節，新陳代謝處於相對緩慢的狀態，這是陽氣潛藏、陰氣盛極，草木凋零，萬物活動趨向靜止的時候。

立冬節氣美容食補以「益腎養精，補充熱量」為原則。

飲食上多選用熱量充足的食物，像豆類、種子堅果類的食物及牛奶、瘦肉、魚肉等有優質蛋白質的食物，不僅能增強人體抵禦寒冷的能力，而且還可以提高對疾病的抵抗力。此外，還可適量服用藥膳以溫補陽氣。

立冬節氣

精選節氣食材：豌豆

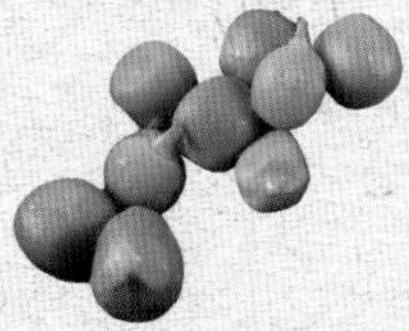

豌豆味甘，性平。

豌豆莢富含膳食纖維，可以促進腸道蠕動，降低血中膽固醇，並增加飽足感。而且豌豆含有維生素 A 和維生素 C 等抗氧化營養素，適合壓力大、抽菸者食用；其中豐富的維生素 C 則可保護細胞、美白防老、抗自由基。

豌豆與一般蔬菜不同，所含的止杈酸、赤黴素、植物凝素等物質，可抗菌消炎，也可增強新陳代謝。此外，豌豆還有預防骨質疏鬆、鎮靜安眠及消除疲勞等功效。

注意事項：

❶ 豌豆中含有豆類皂素，若沒有煮熟就食用，可能會引起腹瀉等症狀。

❷ 豌豆吃多了易發生腹脹。

美容食補譜：雞絲燴豌豆

材料：雞肉 … 一〇〇克，豌豆 … 一五〇克，
蔥、薑 … 各適量

調味料：醬油、鹽、太白粉、高湯 … 各適量

做法：

❶ 將蔥、薑洗淨切末；將豌豆剝好洗淨備用。

❷ 將雞肉洗淨切成細絲，調入蔥、薑、醬油、鹽拌好。

❸ 燒熱油鍋，倒下豌豆略炒後再倒入雞絲，急炒幾下後加入適量高湯煮一會兒，再將太白粉用溫水和勻，倒入鍋內勾芡，燴熟即成。

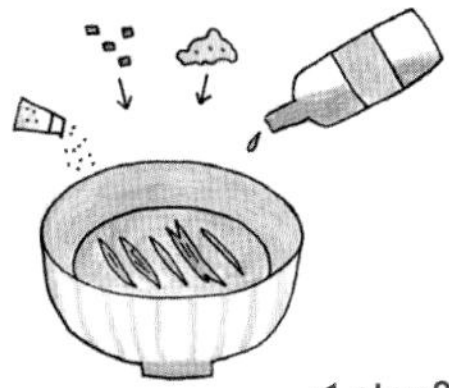

◀ step2

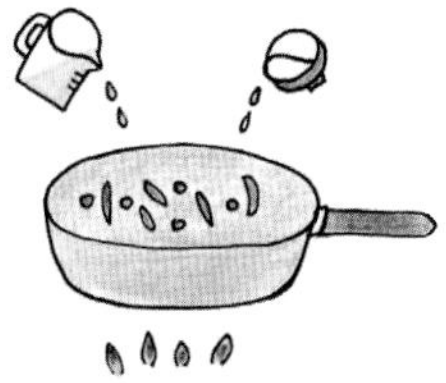

◀ step3

功效：此道菜餚營養豐富，可補益氣血，降壓袪脂。豌豆含有維生素 A 和維生素 C 等抗氧化營養素，可抗自由基、抗衰老又可美白肌膚。

立冬節氣

精選節氣食材：油菜

油菜味甘、辛，性涼，有散血消腫的功效。本品辛散行血，用治血滯諸疾，有輔助治療的效果。

油菜含槲皮甙和維生素K，能促進血液循環，改善脾胃虛弱、肩頸痠痛。若和海鮮、豆製品等一起食用，可有效舒緩壓力，預防骨質疏鬆症。

注意事項：

❶ **避免將油菜和火腿或香腸組合來吃。**

❷ **急性皮膚發紅疹搔癢時，不宜多吃。**

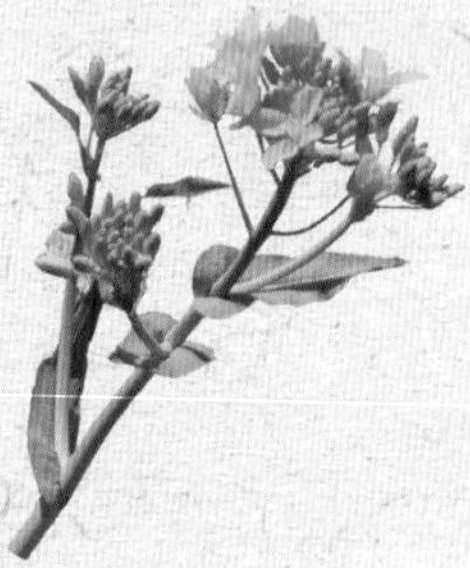

美容食補譜：清炒油菜

材料：油菜…一把

調味料：鹽、蔥、薑、蒜…各適量

做法：

❶ 將蔥、薑、蒜切末備用。

❷ 在鍋內放油，待油熱後放入蔥、薑、蒜炒香。

❸ 放入油菜，用大火炒一分鐘，再加鹽調味即可出鍋。

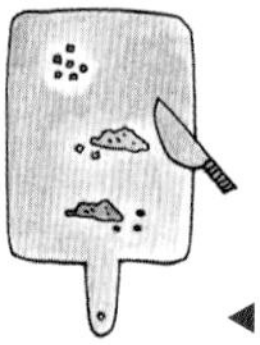

◀ step1

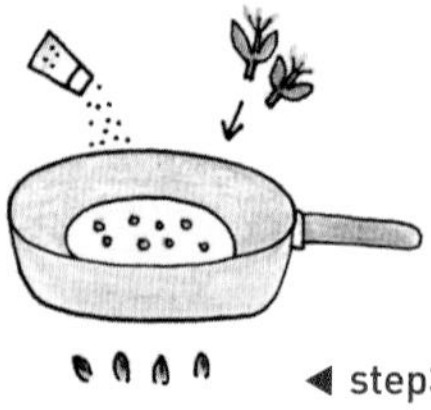

◀ step3

功效：油菜能促進皮膚細胞代謝，減少色素沉澱，有美容的作用。

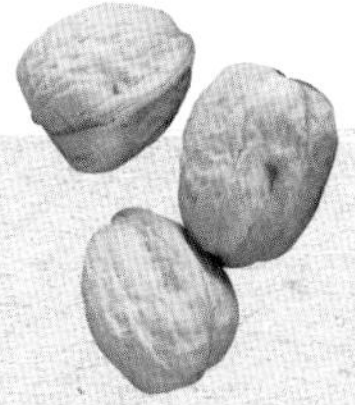

精選節氣食材：核桃

核桃性平、味甘苦，入腎、肝、肺經，有補腎固精，溫肺定喘，潤腸通便的功效。可以改善腎虧腰痛、肺虛久咳、氣喘、疲倦乏力、大便燥結等症。

核桃是良好的蛋白質來源，且大部分是屬於易消化吸收的優質蛋白；核桃富含必需脂肪酸，其脂肪酸組成以不飽和脂肪酸為主，而且核桃所含的磷脂、亞麻油酸、賴氨酸，對腦神經有保護作用。

核桃還含有多種維生素及礦物質，在維生素方面，核桃的高脂質可以攜帶脂溶性維生素如維生素 A、E。此外核桃亦含有維生素 C、維生素 B1、B2、葉酸、泛酸、菸鹼酸等水溶性維生素。而在礦物質方面，核桃則含有鐵、鋅、鎂、鈣、磷等礦物質。此外，核桃的纖維質含量豐富，可促進腸胃蠕動、幫助消化及排便，避免便祕。

注意事項：

❶ 核桃若出現油味表示變質，不要食用。

❷ 陰虛火旺、痰火熾盛、容易腹瀉者不宜食用。

美容食補譜：核桃雞丁

材料：雞胸肉 … 半斤，核桃 … 一五〇克，雞蛋清 … 一個

調味料：鹽、醬油、白砂糖、太白粉 … 各適量

做法：

❶ 用刀背拍鬆雞胸肉並切大丁狀，接著用蛋清、鹽、太白粉、醬油抓拌均勻，醃漬二〇分鐘。

❷ 用開水浸泡核桃一〇分鐘後搓去核衣，接著用熱油炸至金黃色，撈起略瀝油分，即用二〇克糖粉拌和，使核桃仁沾上一層糖粉。（也可買現成可食的核桃）

❸ 燒熱油鍋，放入雞丁煎至金黃色，再放核桃仁炒勻，即可盛盤食用。

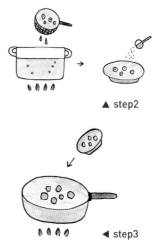

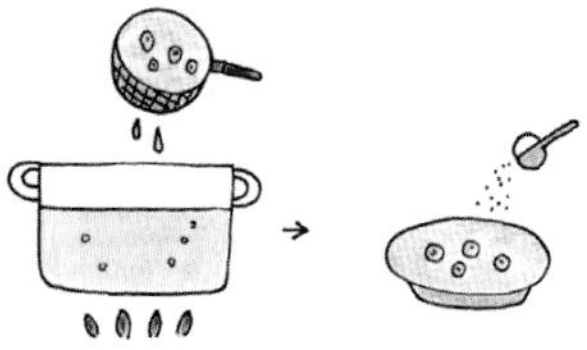

▲ step2

◀ step3

功效：本品營養豐富，可補氣養血，增強體力及腦力，並且可提高免疫力。

小雪

蒲英飄灑陰風裏，落地無聲冬令侯。雲靜霜成臨亥月，霧濃菊敗看花愁。
山鄉路上跑驚兔，水榭廊前戲浦鷗。賞愛天香冰玉蕊，黃金碎點入寒丘。

——〈小雪〉（佚名）

小雪在每年陽曆的十一月二十二日或二十三日。

小雪時節，天氣已經轉寒，此時，在黃河流域已經開始下雪，因為初下雪，量不大，所以稱為小雪。可是在台灣，卻連高山都不見得會下雪，只有在新竹地區和恆春半島會分別颳起九降風，而北部地區寒意顯著、陰雨綿綿，中南部則日夜溫差大，可說是台灣進入冬季的開始。小雪期間，台灣平均氣溫約二一．二度，最高溫約二四．七度，最低溫約一八．六度。

小雪節氣的美容食補仍是以「補熱量，補腎氣」為原則，以增強禦寒能力。

小雪時節，天氣乾燥，溫度較低，寒氣旺盛，此時需補充一些能讓我們身體熱起來的食物，像羊肉、牛肉等均屬溫補食物；而黑色食物如黑豆、黑芝麻、鱔魚等則能迅速補充身體熱量，並補養腎氣。

在食用溫補食物的同時，也要注意補充維生素、礦物質，當令蔬果就是最佳選擇。小雪時節正是柳橙、橘子豐收的時節，可適量食用，此外，像芥菜、萵苣等，皆是營養豐富又當令的蔬菜，可多多食用。

小雪節氣

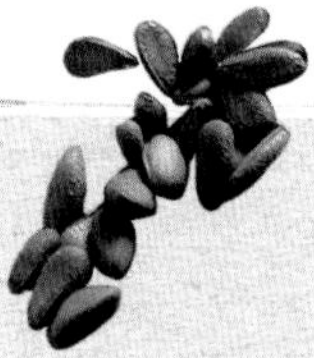

精選節氣食材：芝麻

芝麻味甘、性平，入肝、脾、腎經，具有補血明目、祛風潤腸、生津養髮、補肝腎通乳的功效。

芝麻的營養成分主要為脂肪，其中主要成分為油酸、亞麻油酸、棕櫚酸、花生酸等，大多為不飽和脂肪酸，因此它有利於調控血脂肪。產婦坐月子時多會吃麻油雞，其原因就在於麻油中的亞麻油酸能幫助產婦子宮收縮，排除惡露。

芝麻含有芝麻素，有優異的抗氧化作用，可以保護心臟、延緩衰老。此外，芝麻所含的菸鹼酸和維生素 B1 則都是滋養皮膚的重要養分。

黑芝麻鈣、鐵的含量都遠高於白芝麻，也含有較多的粗纖維。白芝麻多用來榨取油脂食用。黑芝麻補益肝腎的作用好，尤其能黑髮，這是因為黑芝麻含有頭髮生長所需的必需脂肪酸、含硫氨基酸，與多種微量礦物質。

注意事項：

芝麻性燥熱，患有熱燥之咳嗽或腹瀉時不宜食用。

美容食補譜：芝麻拌菠菜

材料：菠菜 … 半斤，熟芝麻 … 適量（黑白均可）

調味料：白糖、鹽 … 適量

做法：

❶ 將大部分的芝麻和白糖、鹽混合後備用。

❷ 將菠菜洗淨去頭，用滾水燙兩分鐘，然後瀝乾水分。

❸ 將菠菜和做法❶混合均勻後，撒上剩餘的芝麻即可。

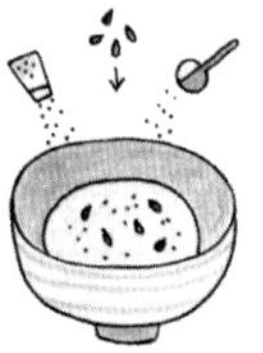

◀ step1

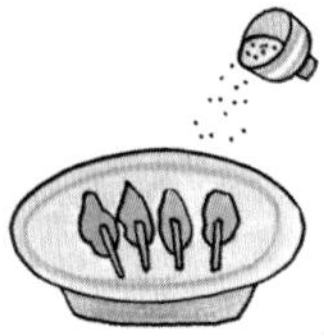

◀ step3

功效：菠菜中含豐富的鐵，能改善缺鐵性貧血，令人面色紅潤，為養顏佳品。芝麻味甘而潤，是滋養強壯的食品，有補腎、養血的功效。其質潤多脂，能潤腸通便，此外還可美顏，使肌膚有彈性。

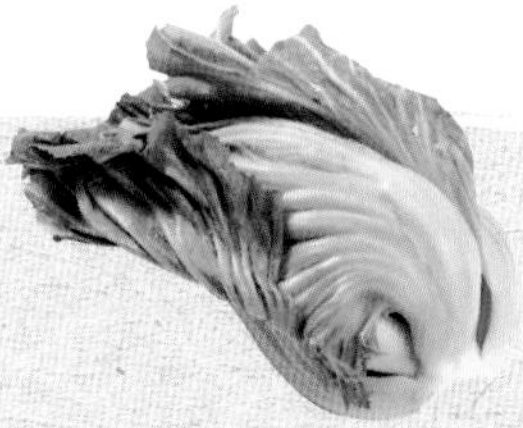

精選節氣食材：芥菜

芥菜味辛、性溫，歸肺、胃經，有宣肺豁痰、溫中健胃、散寒解表的功效。

芥菜中含揮發油，可聰明耳目、通竅醒腦、促進食慾、預防流感。芥菜中有豐富的胡蘿蔔素，可以維護皮膚和黏膜的健康；維生素B群可以參與身體的代謝，促進血液循環，協調神經和肌肉運作。此外，芥菜中的膳食纖維則可以增加腸胃的蠕動，改善便祕。

注意事項：

患有燥熱性咳嗽、眼疾、過敏性皮膚、痔瘡者不宜多食。

美容食補譜：干貝芥菜

材料：芥菜 … 五○○克，乾干貝 … 二○克，薑末 … 適量

調味料：(A) 高湯 … 一○○毫升，鹽 … 八分之一匙，
鮮雞粉 … 八分之一匙，(B) 高湯 … 一五○毫升，
鹽 … 四分之一匙，鮮雞粉 … 四分之一匙，細砂糖 … 少量，
(C) 太白粉水 … 一○毫升

做法：

❶ 將乾干貝放入小碗中，加入三○毫升的水泡二○分鐘後用電鍋蒸軟備用。

❷ 將芥菜洗淨並撕成小條。

❸ 在鍋中放入一五○○毫升的水，煮滾後放入芥菜，用小火煮約一分鐘，取一塊較厚的芥菜心，若能以手指掐破即可關火撈出。

❹ 撈出芥菜，瀝乾水分備用。

❺ 燒熱油鍋，放入薑末爆香，加入芥菜和調勻的調味料 (A) 炒約三○秒鐘，盛入盤中備用。

❻ 另熱一鍋加入調味料 (B) 燒開，放入撕成絲的干貝，用小火煮滾，以太白粉水勾芡，盛出淋在做法❺上即可。

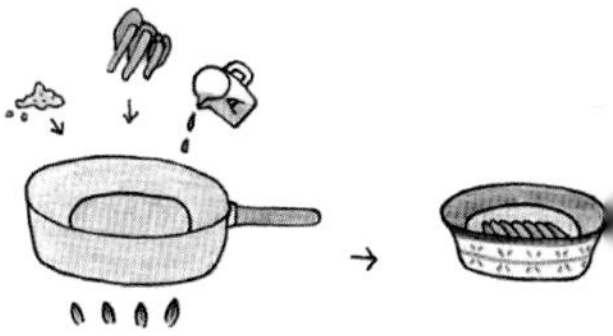

▲ step5

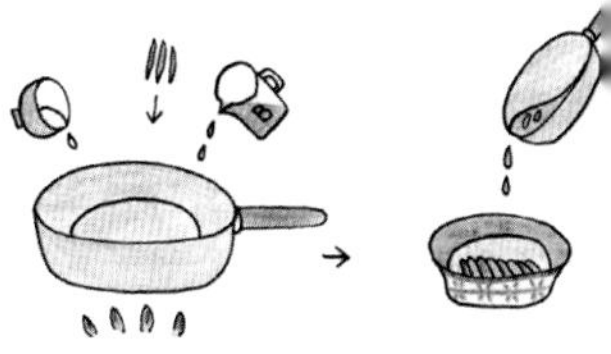

▲ step6

功效：此道菜品滑潤順口，營養豐富，並可促進腸胃蠕動，改善便祕。

大雪節氣美容食補以「滋陰潛陽，溫熱補益」為原則。

從中醫養生學的角　看，大雪已到　「進補」的大好時節，但是要避免補過頭。食物的選擇上，除了溫補類的羊肉、牛肉、龍眼肉之外，應適當配合有滋陰功效的木耳、番茄、蓮藕、蕈類等食材及黃精、女貞子、枸杞等藥材。當然，也別忘了多吃些當令蔬菜水果以補充維生素、礦物質。

大雪節氣

精選節氣食材：菠菜

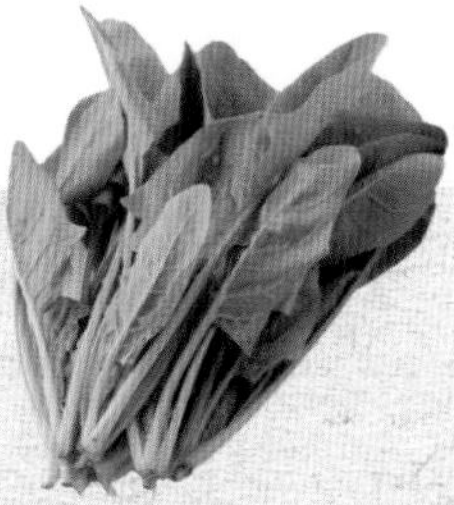

菠菜味甘、性涼，入肝、胃、大腸、小腸經，具有養血止血、滋陰潤燥、養肝明目、潤燥滑腸的功效。

菠菜含鐵量高，常食用可使面色紅潤，能改善缺鐵性貧血；所含維生素C、胡蘿蔔素、蛋白質、礦物質、鈣、鐵等營養素，有抗氧化作用，為抗衰老的美容佳餚。

菠菜富含膳食纖維，可以促進腸胃蠕動，幫助排便；葉酸可以改善貧血；胡蘿蔔素則具有延緩細胞老化與保護眼睛的功能。

注意事項：

❶ 菠菜不要與豆腐一起煮。菠菜含較多草酸，如與豆腐同煮，易形成草酸鈣和草酸鎂，而草酸鈣在消化道會沉澱、無法被吸收，容易患結石症。

❷ 食用菠菜時要注意現洗、現切、現吃，不要煮爛，以保存更多的維生素C和鐵、鈣。

美容食補譜：菠菜豬肝湯

材料：菠菜 … 二五〇克，豬肝 … 六〇克

調味料：麻油、醬油、食鹽 … 適量

做法：

❶ 洗淨菠菜後切段備用；將豬肝洗淨並切成薄片。

❷ 在鍋中放入適量清水燒開。

❸ 放入菠菜及豬肝共煮熟，以麻油、醬油、食鹽等調味即可食用。

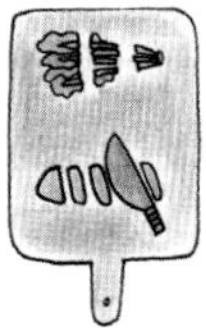

◀ step1

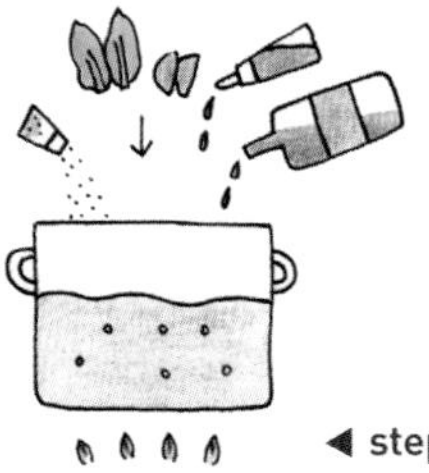

◀ step3

功效：菠菜與豬肝同為補血、明目之品，同煮食用效果更佳。食用本道佳餚可使皮膚紅潤光澤、明眸亮眼。

大雪節氣

精選節氣食材：小松菜

小松菜性平、味微苦。

小松菜又名日本油菜，是油菜的變種菜，營養豐富，含水分、脂肪、維生素 A、B1、B2、C、E、鈣、磷、鐵、醣類、蛋白質、菸鹼酸等營養素，特別是鈣跟鐵的含量為牛奶的兩倍之多，可預防骨質疏鬆、改善缺鐵性貧血；豐富的 β-胡蘿蔔素、維他命 C 可抗自由基、抗衰老，可說是養顏美容聖品。多吃小松菜還能活化白血球、提升免疫力，保護身體免受感冒病菌的侵襲。

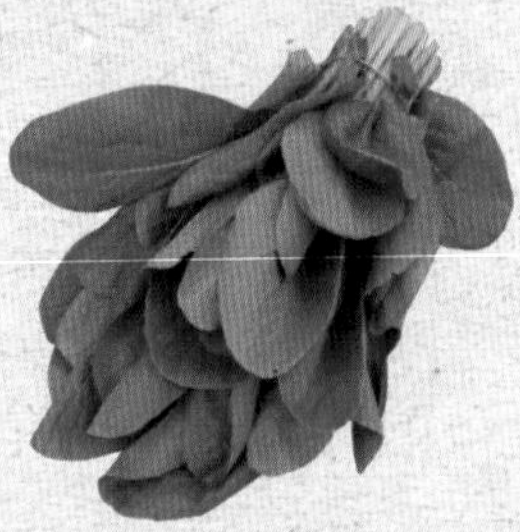

美容食補譜：小松菜味增湯

材料：小松菜 … 兩棵，豆腐 … 一小塊，香菇 … 兩朵，蔥花 … 適量

調味料：味噌醬、鰹魚末 … 適量

做法：

❶ 在鍋中放半鍋水燒開，放入鰹魚末和洗好切碎的小松菜、豆腐和香菇，煮至菜變軟。

❷ 加入味噌醬，關火，慢慢將味噌在湯中融化。

❸ 撒上蔥花即可。

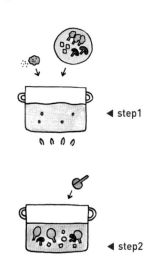

◀ step1

◀ step2

功效：改善貧血、預防骨質疏鬆，提高免疫力。

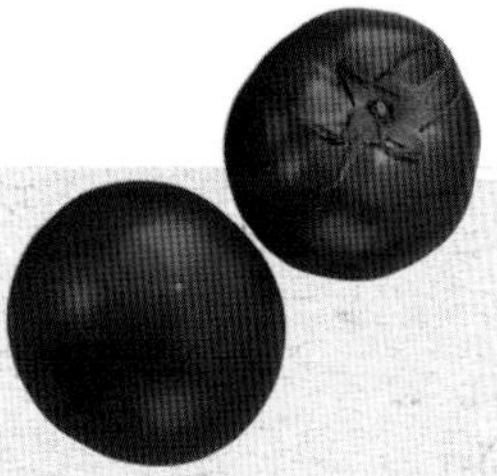

精選節氣食材：番茄

番茄味甘、酸，性微寒，歸肝、胃、肺經，具有清熱生津、開胃消食、利水通便、涼血平肝的功效，可改善口乾舌燥、牙齦出血、口瘡、口苦、眼底出血等症。

所含的維生素A可以防治夜盲症和乾眼症；維生素P可以保護血管，避免血管破裂；尼克酸可以維護皮膚健康，預防皮膚疾病。

番茄中的茄紅素含量為所有蔬果中最高，是一種抗氧化劑，有助於延緩老化；所含的類胡蘿蔔素、維生素C則可以抗氧化、抗自由基，增強血管功能，治療齒齦出血和其他出血性疾病。

注意事項：

❶ 青色未熟的番茄不宜食用。
❷ 空腹時最好不要食用番茄。
❸ 女子月經期間宜少食。

美容食補譜：肉末番茄豆腐

材料：豬瘦肉…五〇克，番茄…兩個，
豆腐…一〇〇克，蔥、薑…各適量

調味料：醬油…一大匙，鹽、太白粉…各適量

做法：

❶ 將豬肉洗淨， 碎成肉末；豆腐切成小方丁；洗淨番茄，去皮、去籽切成塊。
❷ 熱完油鍋後先炒蔥、薑，再下肉末拌炒，然後盛起備用。
❸ 用餘油炒番茄，略快炒過即放入豆腐，並加入醬油、鹽等，再加上炒好的肉末一同炒勻，燒至豆腐入味。
❹ 用太白粉加一點水勾芡即成。

功效：本道菜餚營養豐富，具有補虛益氣、養顏美容的功效。

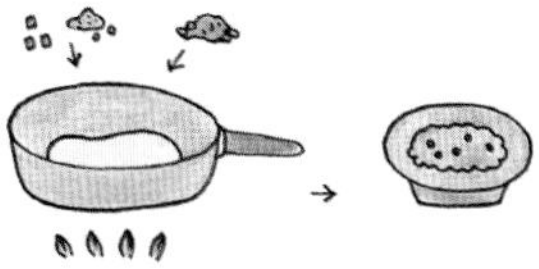

▲ step2

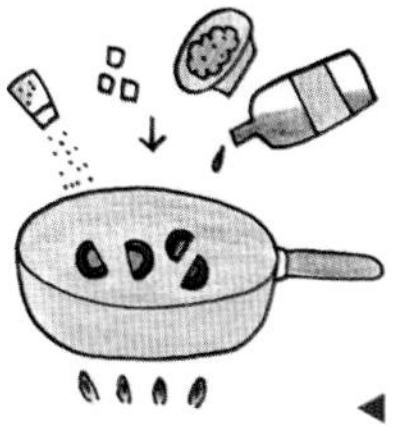

◀ step3

冬至

冬至子之半，天心無改移。一陽初動處，萬物未生時。
玄酒味方淡，太音聲正希。此言如不信，更請問庖犧。

——〈冬至吟〉（北宋・邵雍）

冬至在每年陽曆的十二月二十一日或二十二日。

冬至是個非常重要的節氣，冬至這一天的白天是一年中最短的，太陽直射在南迴歸線上。過了冬至後，隨著太陽直射的北移，白天的時間逐漸長起來。俗話說：「吃了冬至飯，一天長一線」。從這一天以後到立春的四十五天，陽氣漸升，陰氣漸降。冬至期間，台灣的平均氣溫約一八・二度，最高溫約二一・八度，最低溫約一五・三度。

冬至節氣美容食補仍以「滋陰潛陽，溫熱補益」為原則。

俗話說：「三九補一冬，來年無病痛」，冬令進補是我國悠久的民間習俗，冬季是一年四季中蓄積能量、強健體力的最佳時機，但是注意不要補過頭了。許多朋友會連續好幾天吃薑母鴨、羊肉爐、痲油雞，認為這樣進補對健康有益，那可就錯了。這些大辛大熱的食物，往往會造成上火，引起嘴破、口乾舌燥、皮膚乾燥等狀況。此時節天氣寒冷，為了避免熱量散發，人體自然的機制是皮膚毛孔及皮下毛細血管會收縮，皮脂腺與汗腺的分泌與排泄也會減少，此時皮膚已非常乾燥，若再過食大辛大熱的食物，往往會加重皮膚乾燥的現象，甚至出現搔癢。此時的飲食重點應在於補充熱量，使陽氣內藏的同時，注意保存身體的水分（包括血液），即中醫所說的「滋陰」。除了適度服用藥膳外，還應多食用當令蔬果。

小寒節氣美容食補以「溫補氣血」為原則，以增強抵抗力。

合理的進補可及時補充氣血津液，抵禦嚴寒侵襲，培養強健體質，增加抵抗力。在冬令進補時應食補、藥補相結合，而此時節則以溫補為宜。常用的藥補材料有黨蔘、黃耆、何首烏、枸杞、當歸等；食補材料則有羊肉、豬肉、雞肉、鴨肉、鱔魚、海蝦等；其他食物還有像是核桃、大棗、龍眼肉、芝痲、山藥、蓮子、百合、栗子之類的。

小寒節氣

精選節氣食材：豌豆苗

豌豆苗味甘，性平。

豌豆苗為豆科植物豌豆的嫩苗，供食部位是嫩梢和嫩葉，營養豐富，其味清香、質柔嫩、滑潤適口。

豌豆苗含鈣質、維生素B群、維生素C、胡蘿蔔素和核黃素等營養物質，還有多種人體必需的胺基酸。

豌豆苗有美顏潤膚的功效，能治療曬黑的肌膚，讓肌膚保持清爽不油膩。

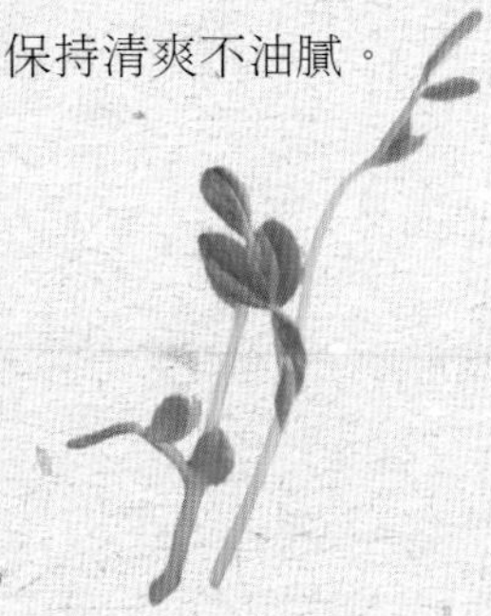

美容食補譜：豆苗炒雞絲

材料：雞肉…一五〇克，豌豆苗…三〇〇克，薑…適量

調味料：醬油、鹽、米酒、白砂糖、太白粉…各適量

做法：

❶ 洗淨雞肉後切成絲狀，加少許醬抽、太白粉拌勻醃約一〇分鐘；把薑切絲。

❷ 把豆苗燙熟盛盤。

❸ 燒熱油鍋，爆香薑絲，再放雞絲爆炒，灑入少許米酒，加鹽調味，鏟起放在豆苗上即成。

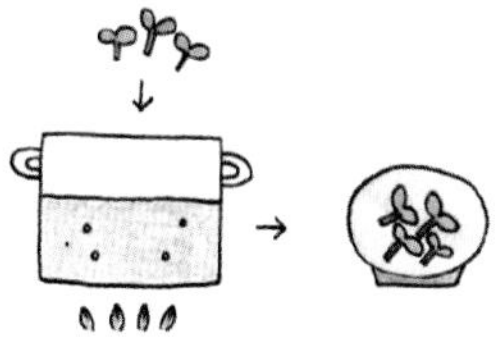

▲ step2

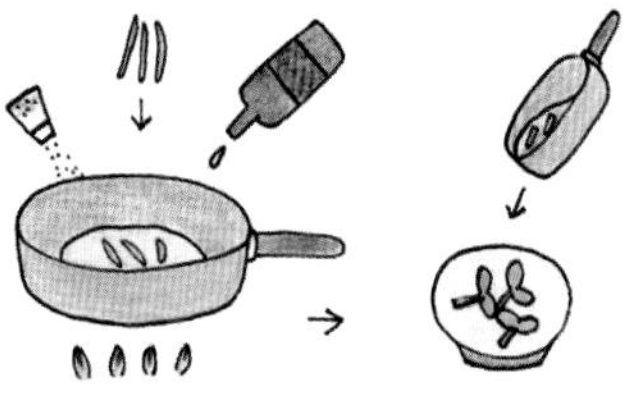

▲ step3

功效：本道菜品吃起來清香滑嫩，味道鮮美，能補充豐富營養又有美膚的功效。

小寒節氣

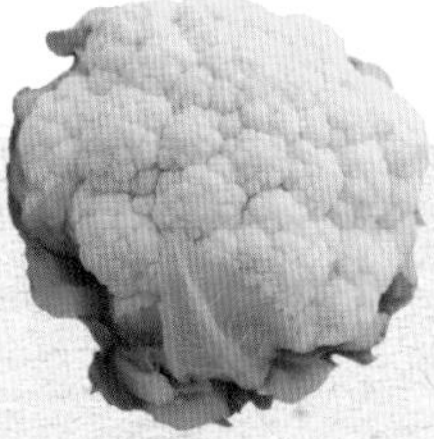

精選節氣食材：花椰菜

花椰菜味甘，性平，含有高量蛋白質、脂肪質、碳水化合物、纖維質、鈣、磷、鐵、維生素A、B1、B2、C等豐富營養成分，其中維生素C特別多。

花椰菜可分成白、綠兩種，營養價值都很高，其含豐富的維生素K，多吃可加強血管壁，使之不易破裂。

花椰菜富含鉀，可預防高血壓；花椰菜的槲皮素、類黃酮有抗癌的效果，槲皮素還有抗菌、抗炎、抗凝血的作用。花椰菜的類胡蘿蔔素（綠花椰菜比白花椰菜的含量還高），可預防感冒、改善視力。

花椰菜的維生素B群可維持神經系統的健康；維生素C與硒，能提高免疫、消除疲勞、養顏美容、抗衰老。

注意事項：

花椰菜雖營養豐富，但常殘留農藥，也易生菜蟲，烹調前要洗乾淨，並浸泡在水中數分鐘。

美容食補譜：蒜炒花椰菜

材料：白花椰菜⋯一〇〇克，綠花椰菜⋯一〇〇克，紅蘿蔔⋯三〇克，蒜頭⋯兩個，橄欖油⋯一茶匙

調味料：鹽⋯1/2茶匙

做法：

❶ 洗淨白、綠花椰菜，掰成一小朵；將紅蘿蔔、蒜頭切片備用。

❷ 煮一鍋水，燙熟白、綠花椰菜後撈起，瀝乾水分備用。

❸ 在不沾鍋中放油後爆香蒜片。

❹ 放入白、綠花椰菜和紅蘿蔔片略拌，調味後即可盛盤。

功效：花椰菜營養爽口，能提高免疫力、消除疲勞、養顏美容。其花莖具咀嚼感，卡路里低，多吃也不會胖。

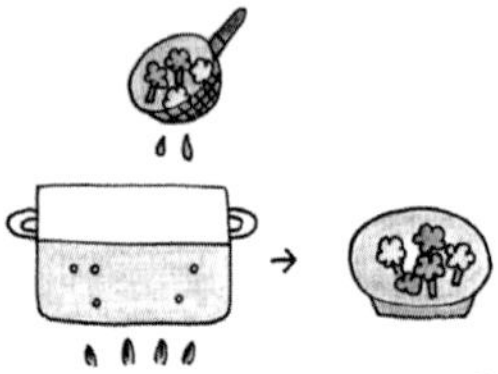

▲ step2

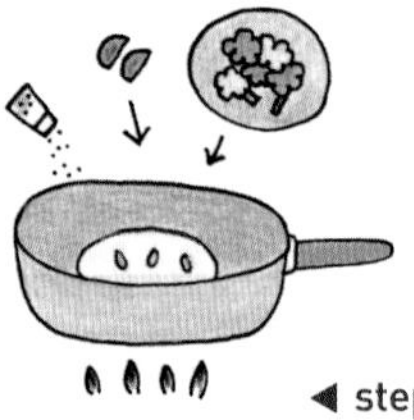

◀ step4

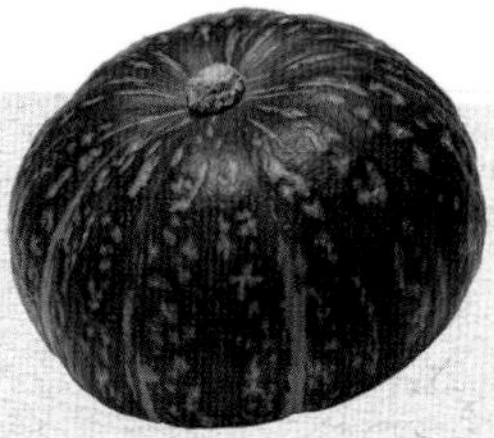

精選節氣食材：南瓜

南瓜味甘、性溫，歸脾、胃經，有補中益氣之功。

南瓜含豐富的維生素 A、C，可增強視力，防止肌膚粗糙及預防感冒。

南瓜中所含的果膠和維生素，可以黏結和消除體內細菌毒素和有害物質，對重金屬、汞和放射線物質等有解毒作用。果膠更可以保護腸胃道黏膜免受刺激，更可促進潰瘍面癒合；其所含的甘露醇具有通便功效，可減少糞便中毒素對人體的危害，預防結腸癌。其所含的大量植物纖維，不但有延緩小腸吸收糖分的作用，亦可達到美容瘦身的效果。

注意事項：

❶ 南瓜性溫，體質偏熱的人要少吃。

❷ 南瓜所含的纖維質較多，不適合腸胃常脹氣者食用。

❸ 有過敏體質、黃疸、腳氣病的人要慎食。

美容食補譜：南瓜牛肉湯

材料：南瓜 … 三五〇克，牛腩 … 二〇〇克，紅蘿蔔 … 一小根，
薑、青蔥 … 適量

調味料：八角 … 兩粒，鹽 … 少許，白胡椒粉 … 少許，
醬油… 一小匙，香油 … 一小匙

做法：

❶ 將牛腩洗淨，切成約五公分的長度，放入滾水中汆燙去血水備用。

❷ 將南瓜去皮去籽後切成大塊狀；將薑、紅蘿蔔切片；將青蔥切段備用。

❸ 在湯鍋中注入八〇〇 CC 清水煮至滾沸，再放入牛腩、紅蘿蔔、薑、蔥及八角、白胡椒粉、鹽、醬油一起煮至再次滾沸。

❹ 放入南瓜塊，以中火煮約四〇分鐘，盛入湯碗，滴入香油即可。

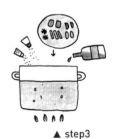

▲ step3

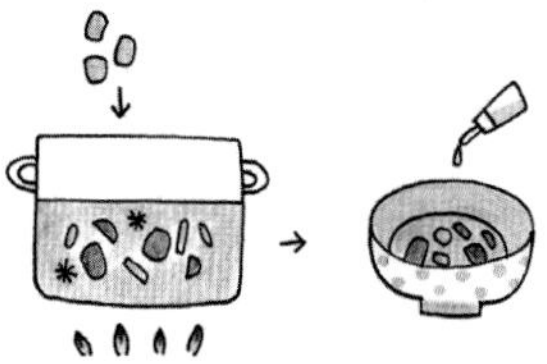

▲ step4

功效：南瓜營養價值豐富，除了含有蛋白質、胡蘿蔔素及維生素，還有鈷、鋅和鐵等微量元素，這些都是補血的好原料。南瓜中還含有豐富的維生素 B12，人體若缺乏維生素 B12 會引起惡性貧血，這道湯品可說是女性朋友改善貧血、增加營養的妙方。

大寒

瑞雪紛紛梅問臘，祥雲片片竹迎春。東家熏肉香來早，西户鹹魚味入勻。
坐數桑麻聊舊話，笑彈琴鼓慰親人。濃情堪比舒心鏡，映照溫顏去歲塵。

——〈大寒〉（佚名）

大寒在每年陽曆的一月二十日或二十一日。

大寒是一年中最後一個節氣，也是一年中最寒冷的時期，天氣酷寒。大寒期間，台灣的平均氣溫約一七・二度，最高溫約二〇・九度，最低溫約一四・四度。

大寒節氣美容食補以「補腎健脾，溫中散寒」為原則。

此時節正由冬季要轉入春季，飲食上應逐漸減少進補量，但仍要適量攝取富含熱量的食物，如牛肉、羊肉、雞肉、甘藷、山藥、芋頭、馬鈴薯等蛋白質和澱粉類，以對抗嚴寒天氣；還應多食用一些健脾養胃的食物，如胡蘿蔔、大棗、甜椒、蘋果等來增加抵抗力；此外，還可以在飲食中添加一點生薑、青蔥、洋蔥、花椒、肉桂等辛溫食物，可預防感冒，也為迎接春天預作準備。

{美容食藥膳}

當歸火鍋

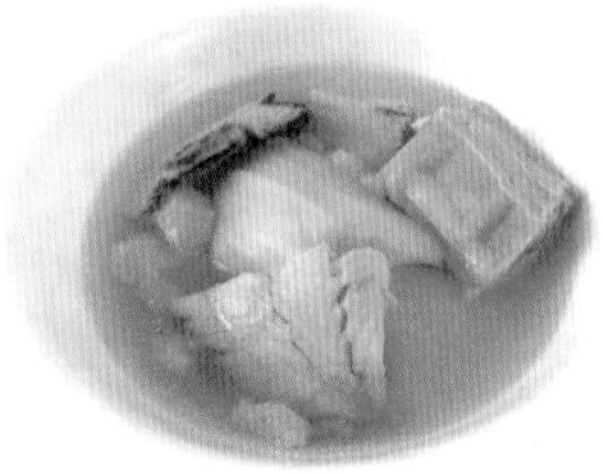

藥材： 當歸…三〇克

食材： 魚肉…四〇〇克、凍豆腐…一塊、白菜…適量、香菇…五個、雞湯…五碗

調味料： 鹽…少許

做法：

❶ 將當歸洗淨，魚肉切成薄片，凍豆腐切成小塊，白菜斜切成片，香菇泡軟、洗淨切塊。

❷ 將雞湯及當歸片全部放入鍋內，大火煮開後，再用文火煮二〇分鐘，煮出當歸的藥效成分，再加適量鹽調味。

❸ 然後再將魚片、豆腐、白菜、香菇等下鍋，煮開即可食用。

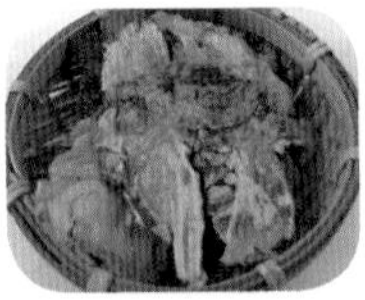

當歸

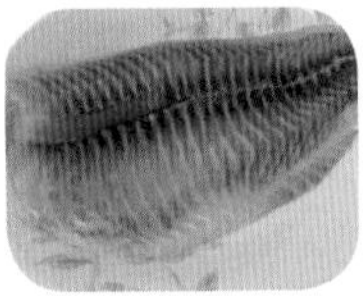

魚肉

功效：

活血祛寒，溫暖身體，可促進血液循環，增進皮膚健美、面色紅潤。當歸味甘辛，性溫，能增強機體的造血功能，有補血活血，調經止痛、潤腸通便等功效，可改善面色蒼白、頭暈目眩、心悸等症。

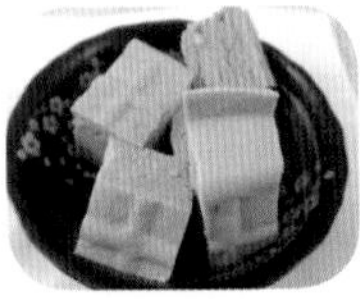

凍豆腐

注意事項：

❶ 容易腹瀉者不宜食用。

❷ 孕婦禁用。

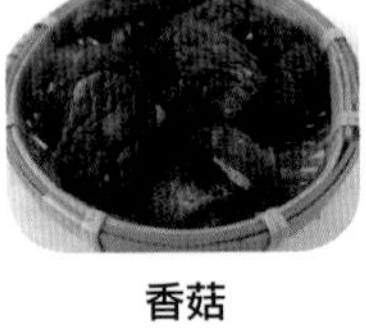

香菇

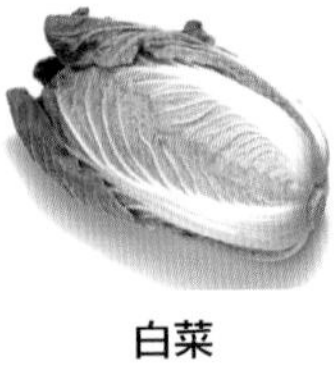

白菜

{美容食藥膳}

首烏豬肝湯

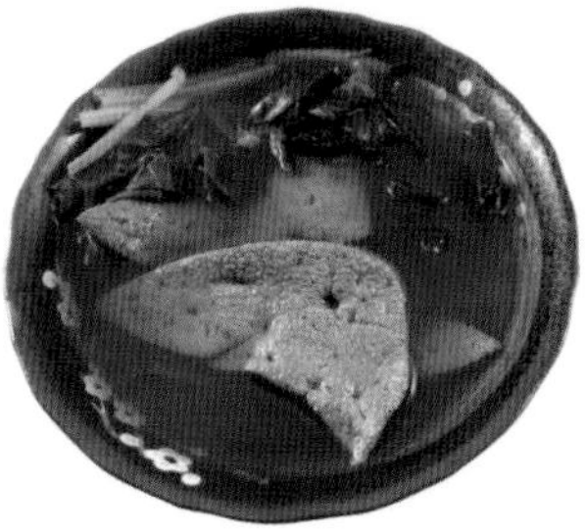

藥材： 何首烏 … 五克

食材： 豬肝 … 五〇克、水發木耳 … 二十五克、青菜 … 適量、蔥、薑 … 各適量

調味料： 鹽 … 適量

做法：

❶ 將何首烏沖淨，豬肝洗淨切片，蔥、薑洗淨切絲，木耳洗淨切絲，青菜洗淨備用。

❷ 鍋中注入約一〇〇〇毫升清水，將首烏放入鍋中浸泡三〇分鐘。

❸ 將將薑放入做法❷的鍋中，開大火將水燒開，然後轉中火放入豬肝、木耳。

❹ 待豬肝將熟時放入青菜、蔥，煮熟後加鹽調味即可。

功效：

首烏能補肝腎；木耳能促進血液循環。立春時節多喝此湯，可有補肝腎、補血、黑髮、明目的效果。

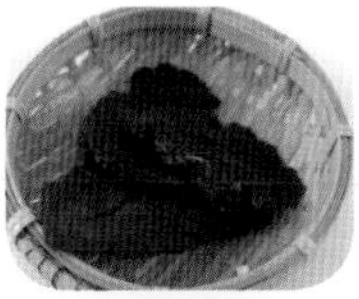

何首烏

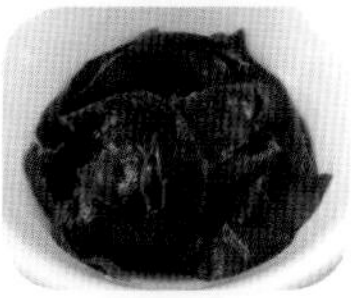

豬肝

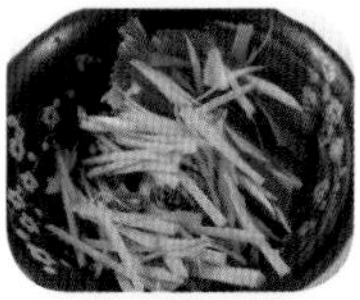

蔥、薑少許

木耳切絲

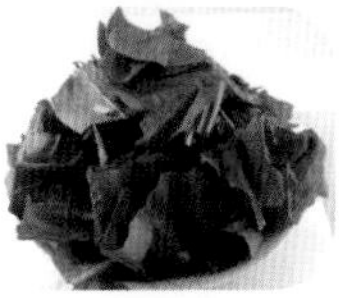

青菜

{美容食藥膳}

黨蔘牛肉湯

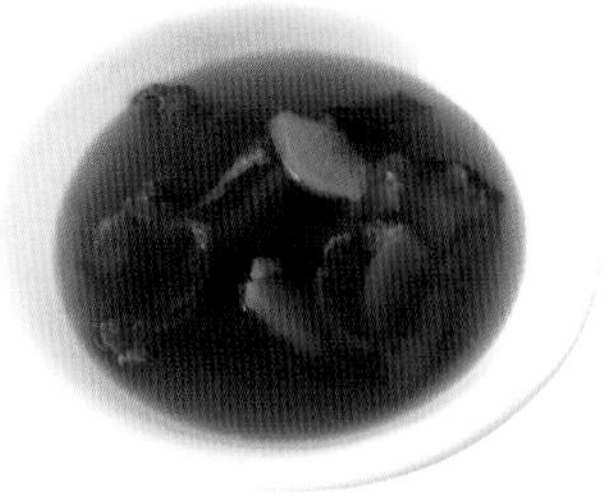

藥材： 黨蔘⋯三〇克、當歸⋯一〇克、枸杞子⋯一〇克、紅棗⋯一〇粒

食材： 牛肉⋯五〇〇克、生薑⋯一〇片

做法：

❶ 將牛肉汆燙切片；生薑洗淨後切片；將藥材用水沖洗乾淨。

❷ 將以上材料一起放入湯鍋中，加適量清水，大火煮沸後，轉小火煮兩小時，調味後即可食用。

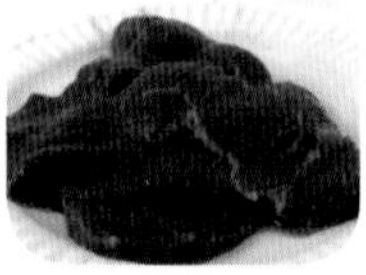

牛肉片

功效：

黨蔘味甘，性平。具有補中益氣，生津養血，潤肺化痰，和胃止嘔的功效。此品具有健脾益氣、和胃溫中的作用，可以改善神疲乏力，面色萎黃，營養不良或貧血等症。

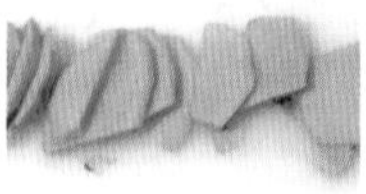

薑切片

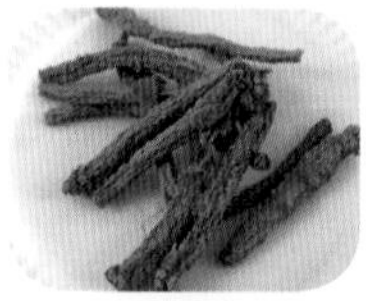

黨蔘

注意事項：

感冒發燒時不適宜食用。

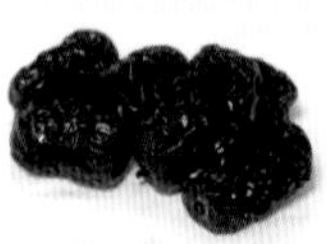

紅棗

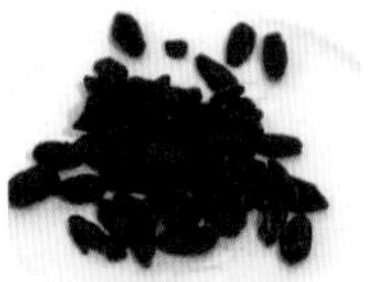

枸杞子

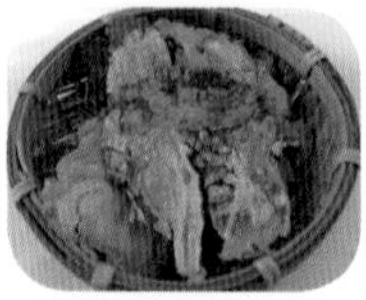

當歸

{美容食藥膳}

太子蔘大棗陳皮茶

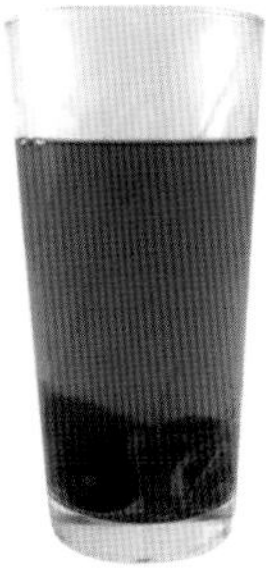

藥材： 太子蔘 … 五克、紅棗 … 五枚、陳皮 … 三克

做法：

將上述材料一起放入鍋內，加適量水煎煮三〇分鐘，去渣後代作茶飲。

功效：

太子蔘具有補益脾肺、益氣生津的作用；陳皮具有疏肝理氣的作用；大棗能補氣養血。此茶品具有理氣和胃、疏肝健脾、增強抵抗力的功效。

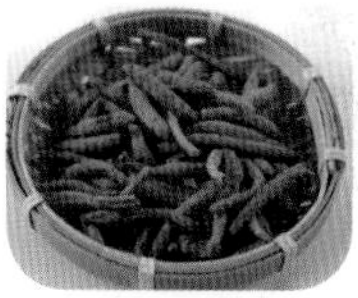
太子蔘

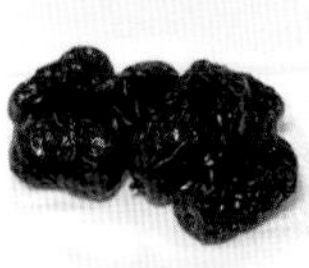
紅棗

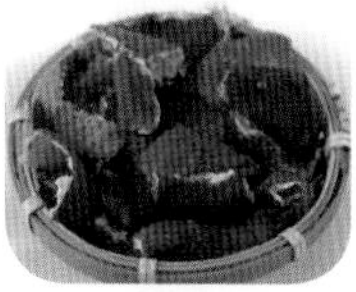
陳皮

{美容食藥膳}

北耆燉鱸魚

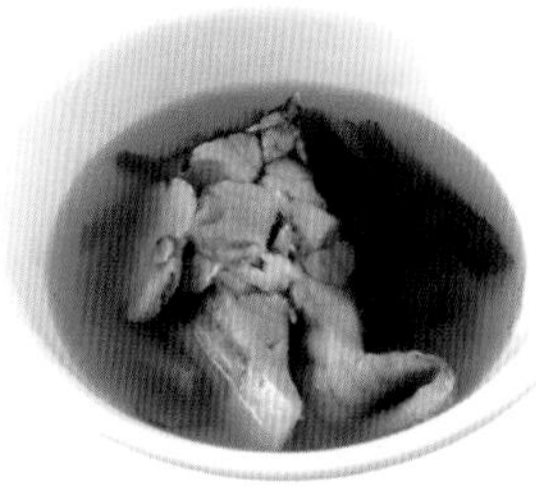

藥材： 黃耆 … 三〇克

食材： 鱸魚 … 一條（約五〇〇克）、蔥段、薑片… 各適量

調味料： 米酒、鹽 … 適量

做法：

❶ 將鍋中注入適量清水，加入黃耆、米酒、鹽、蔥段、薑片。

❷ 用大火煮沸，加入鱸魚塊待滾。撈去浮沫，接著改小火燉至魚肉熟爛，揀出黃耆即可食用。

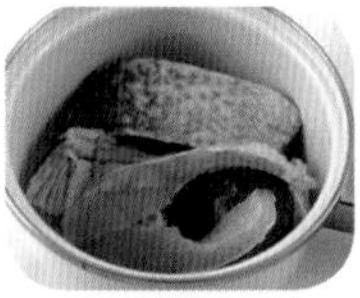

鱸魚塊

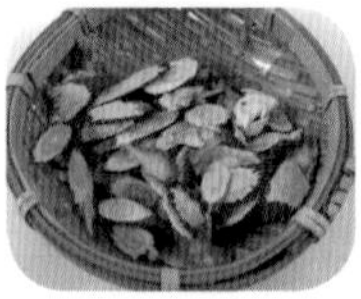

黃耆

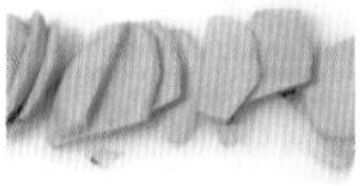

薑切片

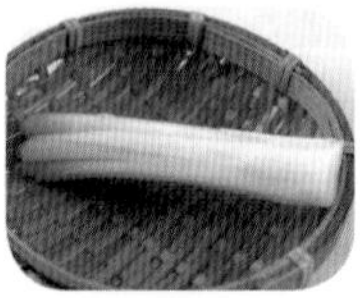

蔥段

功效：

本品具有補氣養血，消除水腫的作用。可以改善倦怠乏力、眩暈、心悸、健忘等症狀。黃耆味甘，性微溫。具有補氣升陽、增強體質及免疫功能、利水消腫等功效。

注意事項：

感冒發燒時不可食用。

{美容食藥膳}

天冬生地肉片湯

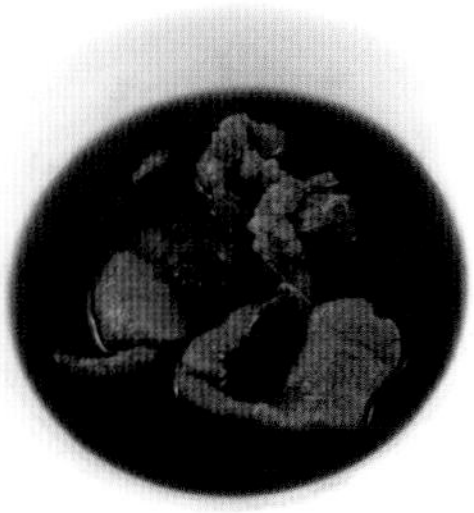

藥材： 生地黃 … 二〇克、天冬 … 一五克、菊花 … 一〇克、陳皮 … 五克

食材： 瘦豬肉 … 二〇〇克

調味料： 食鹽、米酒、胡椒粉、太白粉 … 各適量

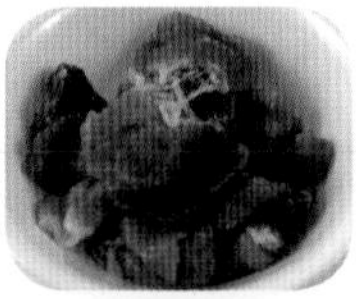

豬瘦肉

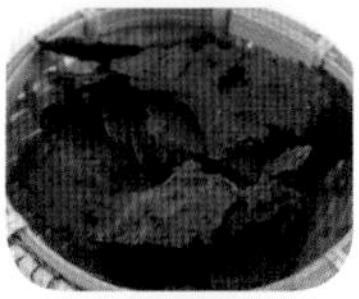

生地黃

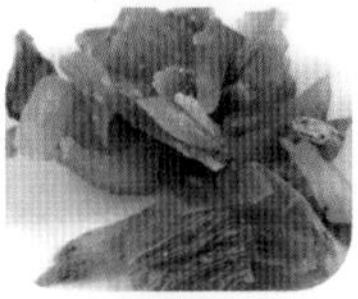

天冬

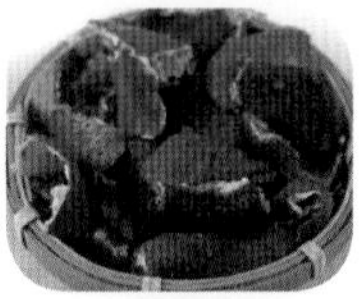

陳皮

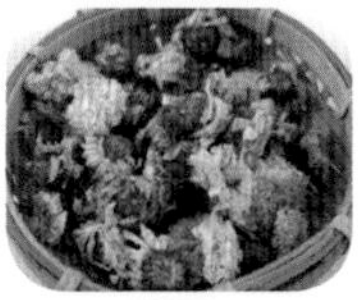

菊花

做法：

❶ 將豬肉洗淨，切薄片，用食鹽、太白粉少許拌勻，醃一五分鐘。

❷ 將薑、生地黃、天冬、陳皮沖淨後裝入過濾袋中；將菊花沖淨備用。

❸ 將生地黃、天冬、陳皮放入鍋中，加入適量清水，用小火煮三〇分鐘。

❹ 下豬肉片、菊花再用小火煮二〇分鐘左右，加入適量的食鹽、米酒、胡椒粉調味即可。

功效：

生地黃養血涼血，天冬可以滋陰潤燥、清肺降火，菊花清熱解毒、明目。此湯是春天保肝、養肝、明目、養顏美容的佳品。

｛美容食藥膳｝

桂棗山藥湯

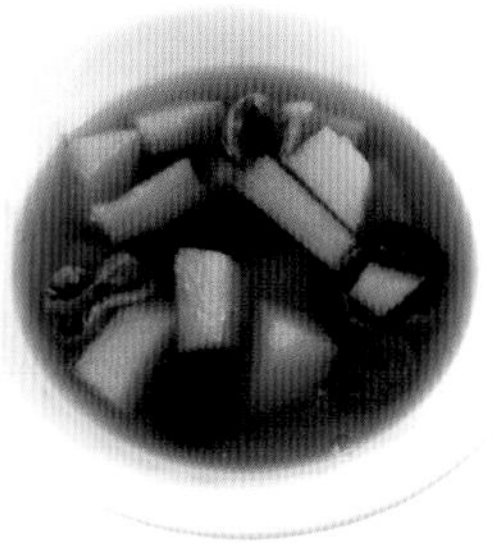

食材：紅棗 … 一二枚、
山藥 … 三〇〇克、
桂圓肉 … 兩大匙

做法：

❶ 將紅棗泡軟，山藥去皮、切丁。

❷ 在鍋中放入清水約一〇〇〇毫升，將上述紅棗及山藥放入鍋中燒開，煮至熟軟。

❸ 放入桂圓肉調勻，待桂圓肉煮至散開即可。

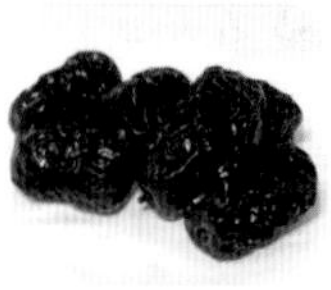

紅棗

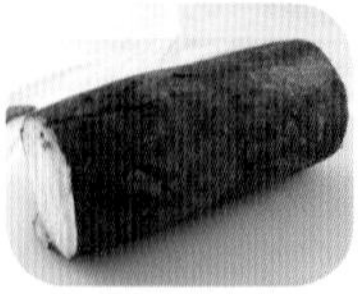

生山藥

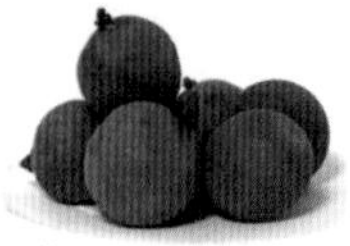

桂圓

功效：

山藥補氣，紅棗、桂圓補血，三者合用，為女性補氣補血、美容養顏的佳品。紅棗味甘，性溫，含多種維生素、胡蘿蔔素以及胺基酸、鐵、鈣、磷、鎂、鉀等營養素，營養豐富，有「天然維生素丸」的美稱，具有補氣健脾，養血安神，緩和藥性，解藥毒的功效。

注意事項：

消化不良者不宜多食紅棗。

{美容食藥膳}

西洋蔘燉桂圓肉

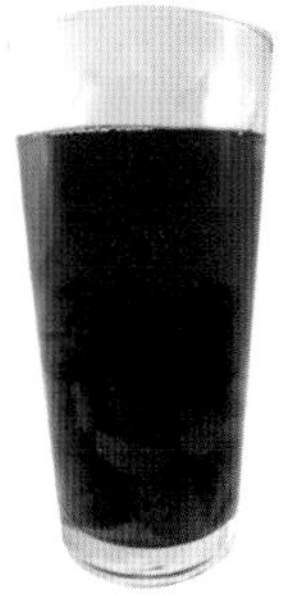

食材：西洋蔘片…三克、
桂圓肉…二五克、
冰糖…適量

做法：

❶ 在鍋中放入六〇〇毫升清水，將西洋蔘及桂圓肉放入鍋中，用大火煮沸，再轉小火煮三〇分鐘。

❷ 加入冰糖調味即成。

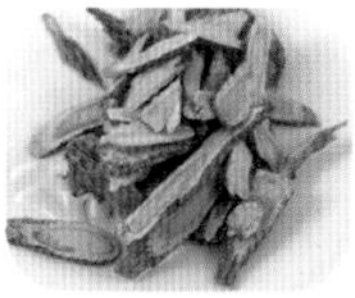

西洋蔘片

功效：

西洋蔘味甘苦，性涼，滋陰養血，生津止渴；桂圓味甘，性溫，有補脾胃，養血安神之功。此湯品具有補血安神、養顏美容的功效。

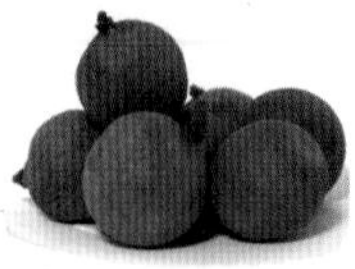

桂圓

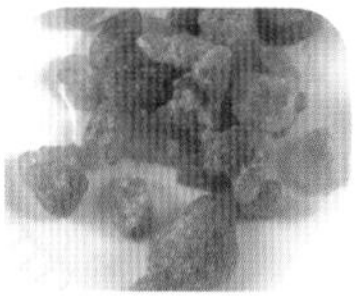

紅冰糖（可用一般冰糖）

{美容食藥膳}

蘿蔔枸杞排骨湯

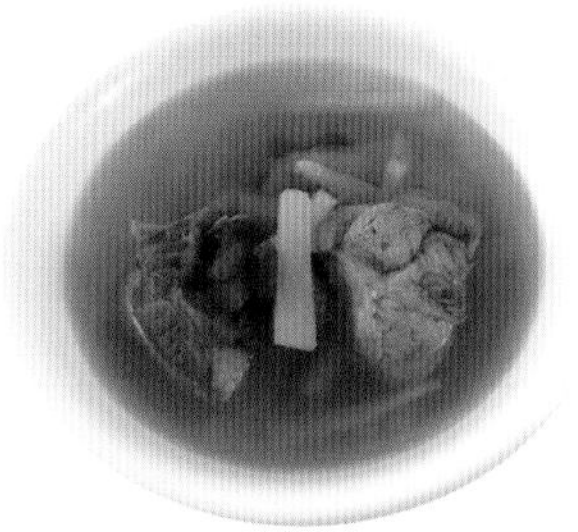

食材： 白蘿蔔 … 二五〇克、
枸杞子 … 二〇克、
排骨 … 二〇〇克、
蔥段、薑片 … 適量

做法：

❶ 先將蘿蔔洗淨，去皮，切絲；洗淨枸杞子；洗淨排骨後汆燙撈起。

❷ 在鍋中加入適量的清水，將上述材料一起放入鍋中煮熟，加鹽、米酒調味即可。

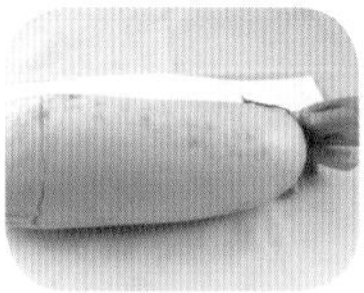

白蘿蔔

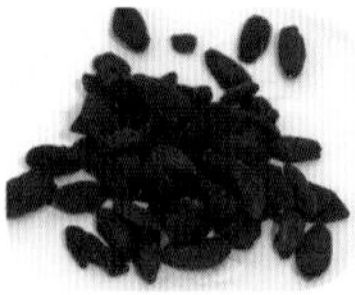

枸杞子

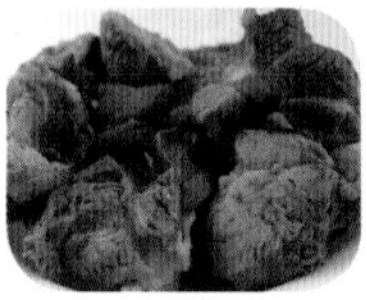

排骨

功效：

本湯品有清肝明目之效。枸杞子甘平，具有滋補肝腎、益精明目的功效；白蘿蔔辛甘涼，有清熱生津、化痰止咳的功效。

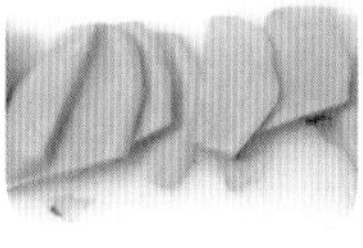

薑切片

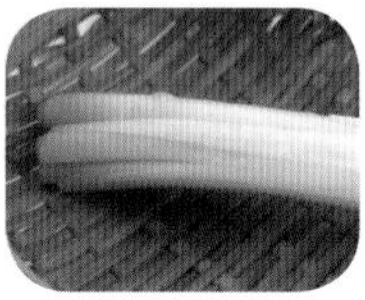

蔥段

{美容食藥膳}

茯苓蓮子粥

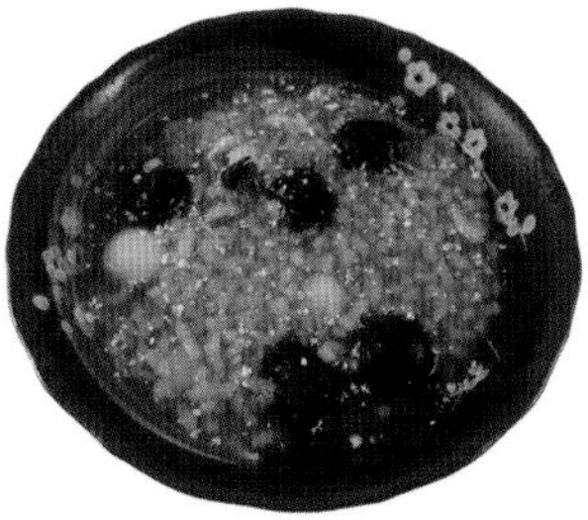

食材： 茯苓粉 … 五〇克、
蓮子 … 一〇克、
大棗 … 一〇枚、
米 … 一〇〇克

做法：

將所有材料洗淨後放入鍋中煮成粥食用即可。

功效：

茯苓、蓮子皆有美顏、潤白肌膚的效果，本方具有健脾滲溼的作用，可袪除身體溼氣，增強抵抗力。

注意事項：

茯苓忌米醋，食用茯苓時最好不要加入米醋。

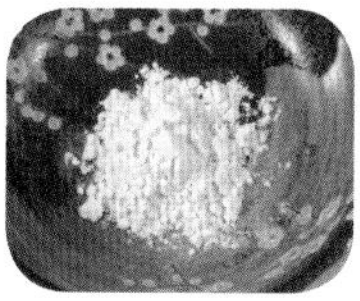

茯苓粉

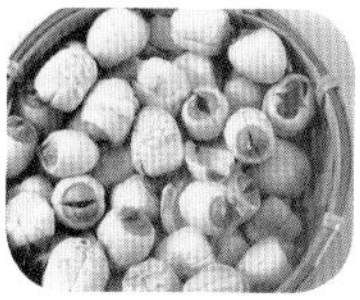

蓮子

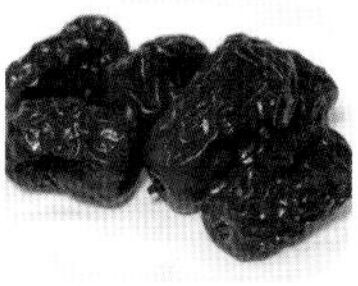

紅棗

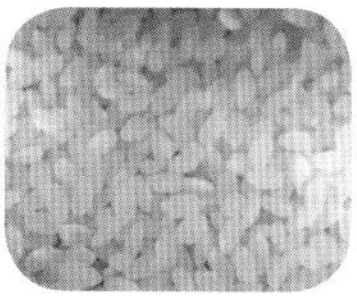

米

{美容食藥膳}

四神湯

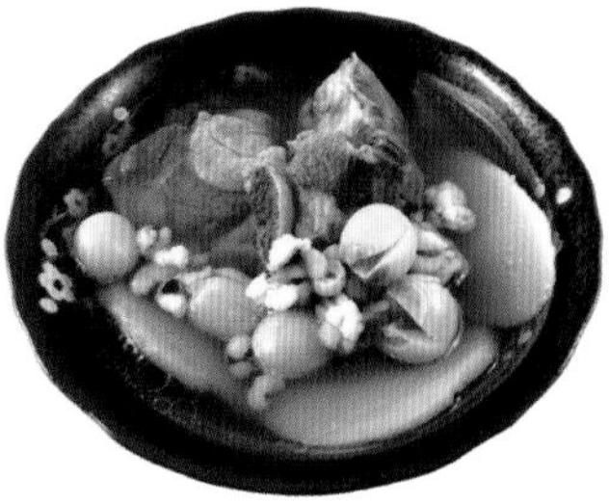

藥材：伏苓、山藥、蓮子、芡實、薏仁⋯各三〇克、當歸⋯兩片

食材：豬排骨⋯五〇〇克

調味料：米酒、鹽⋯各適量

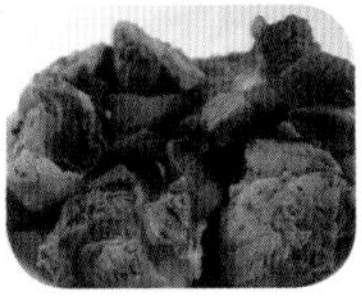

排骨

做法：

❶ 豬排骨先用滾水汆燙去血水，洗淨；將藥材沖淨。

❷ 將上述材料一起放入電鍋內鍋，加入適量的水，外鍋則放三杯水後按下開關燉煮。

❸ 煮到開關跳起，再加鹽、米酒調味即可。

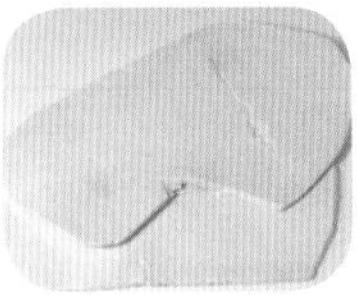

茯苓

功效：

本湯品具有健脾祛溼化痰的功效，還可消除水腫，美容養顏。

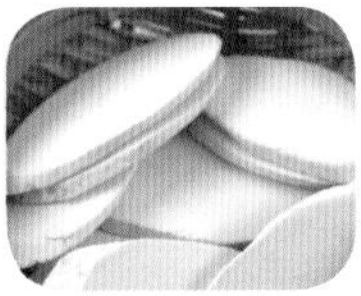

山藥

注意事項：

容易脹氣、便祕、大便乾結者不適用。

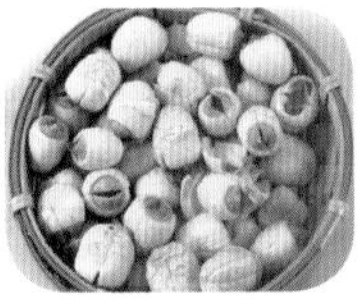

蓮子

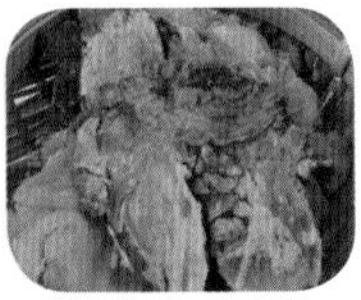

當歸

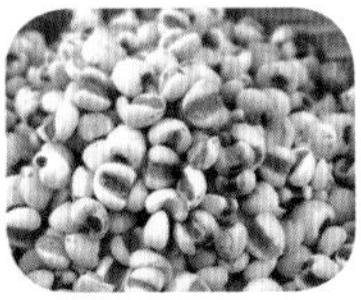

薏仁

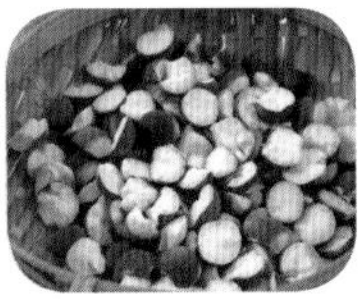

芡實

{美容食藥膳}

菊花蜂蜜飲

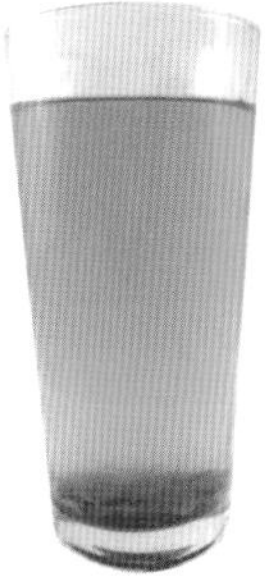

食材： 菊花 … 五〇克、
麥冬 … 一五克、
蜂蜜 … 適量

做法：

❶ 將菊花、麥冬放入鍋中，加入清水二〇〇〇毫升，大火煮沸後再轉小火煮三〇分鐘。

❷ 將以上湯汁濾去殘渣，冷卻後，加入適量蜂蜜調和飲用。

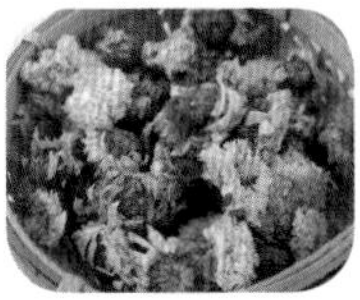
菊花

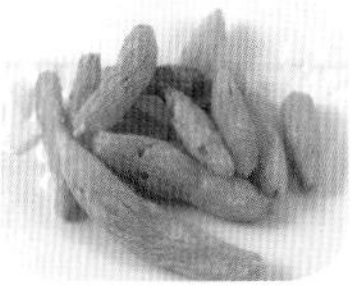
麥冬

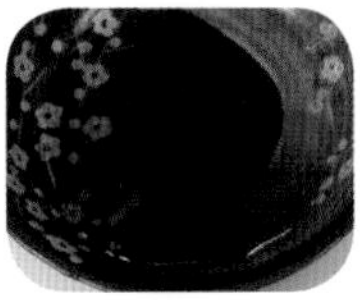
蜂蜜

功效：

本品具有清肝明目，生津止渴，清心除煩，消除疲勞的作用。

{美容食藥膳}

酸棗仁夏枯草瘦肉湯

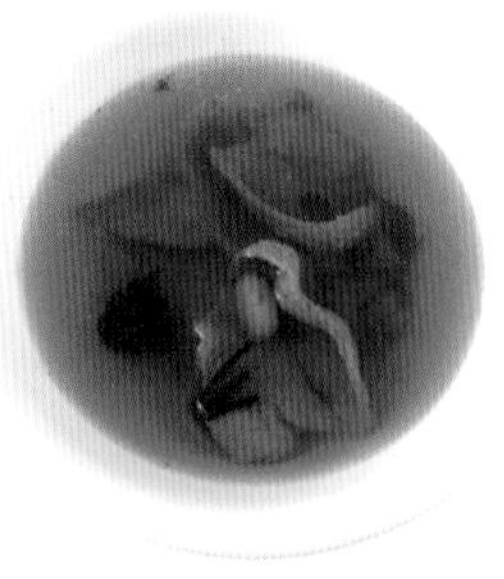

藥材： 紅棗(去核)… 四枚、
夏枯草、酸棗仁 … 各五克

食材： 豬瘦肉… 二五〇克、
花生仁 … 三〇克

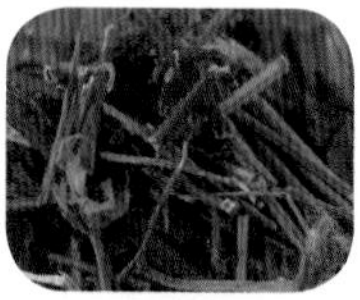

夏枯草

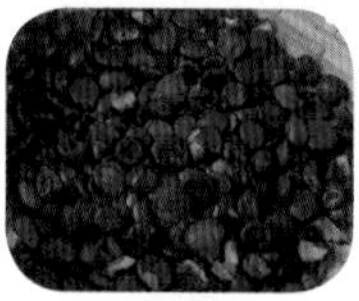

酸棗仁

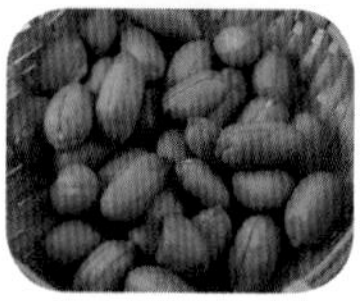

花生仁

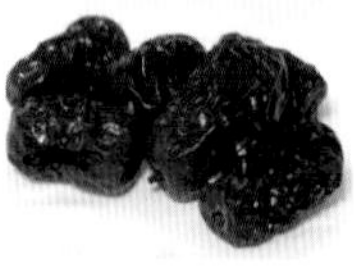

紅棗

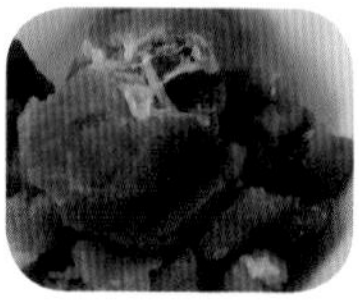

豬瘦肉

做法：

❶ 將夏枯草、酸棗仁、花生仁、紅棗分別以清水沖過；將豬瘦肉洗淨，切塊。

❷ 將全部原料放入鍋內，加入適量清水，大火煮沸後改小火再煮兩小時。調味後即可食用。

功效：

寧心安神，清熱除煩。適用於血虛所致的心煩不眠、眠少夢多、頭暈頭痛、眼花目赤等症。酸棗仁味甘、微酸，性平。酸棗仁含酸棗仁皂甙、樺木酸、有機酸、黃酮類、蛋白質、糖、脂肪、維生素C、鈣、磷、鐵等多種營養物質。具有寧心安神、養肝斂汗的功效。

注意事項：

酸棗仁性滑潤，有習慣性腹瀉者不宜食用。

{美容食藥膳}

銀花冬瓜蔘湯

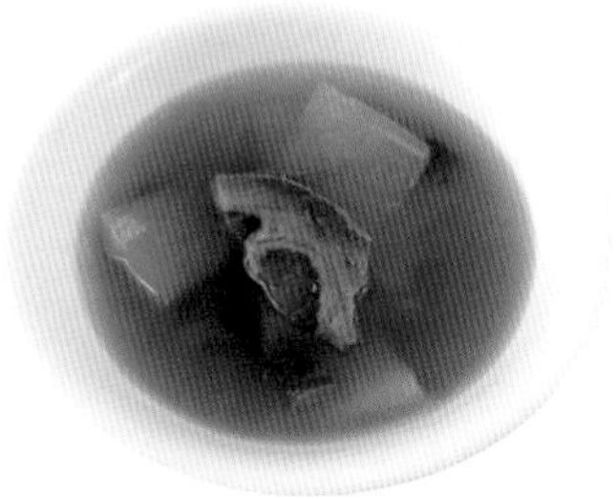

藥材：太子蔘 … 三〇克、

金銀花 … 一〇克

食材：冬瓜 … 四〇〇克、

火腿 … 一〇〇克

做法：

❶ 將火腿切片，冬瓜洗淨切成薄片。

❷ 將太子蔘、金銀花放在鍋中，用水煎煮至太子蔘軟爛後將金銀花取出丟棄。

❸ 加入火腿，冬瓜煮熟即可。

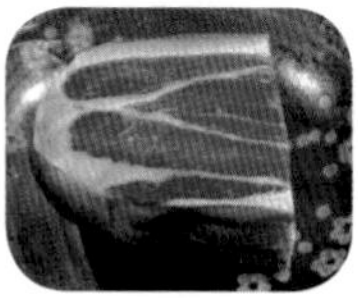

火腿

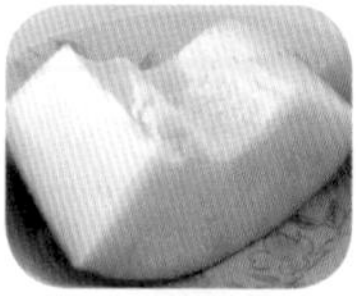

冬瓜

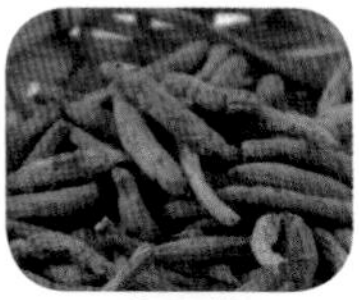

太子蔘

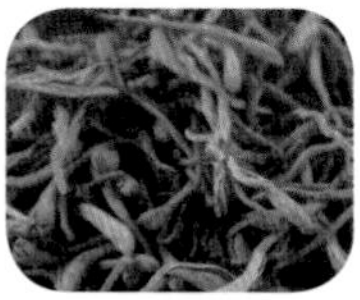

金銀花

功效：

這道湯品的口感鮮美，有扶助正氣、清熱解毒及預防青春痘、痱子的作用，很適合容易上火的朋友夏天保養皮膚，預防粉刺、痘痘。金銀花有清熱解毒、祛暑明目的功效。可改善夏天口乾、咽乾、長青春痘等症狀。

功效：

體質虛寒，容易腹瀉者忌服金銀花。

{美容食藥膳}

車前草瘦肉湯

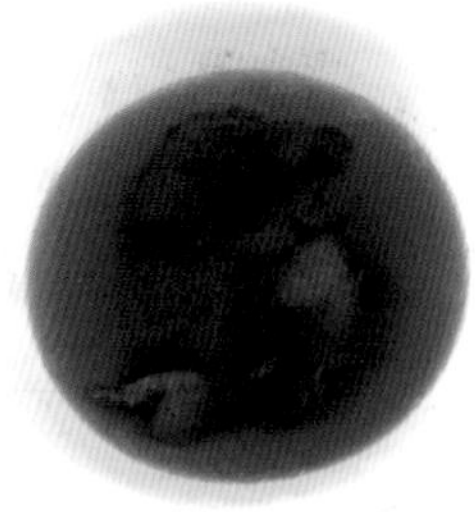

藥材： 車前草⋯ 一〇克、白朮 ⋯ 一五克
茯苓 ⋯ 二〇克

食材： 豬瘦肉⋯ 三〇〇克

調味料： 鹽⋯ 適量

做法：

❶ 將豬瘦肉洗淨切薄片；將藥材沖淨後裝入過濾袋中。

❷ 將所有材料放入電鍋內鍋中，鍋中加入適量水。外鍋放三杯水。煮熟後加鹽調味即可。

功效：

本品具有清熱解毒、健脾去溼的功效，尤其適合夏季服用，有美顏淨膚的作用。

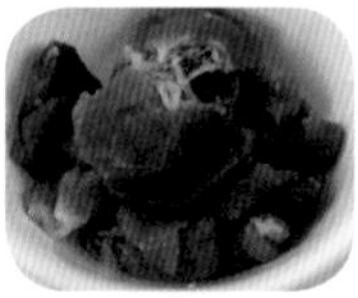

豬瘦肉

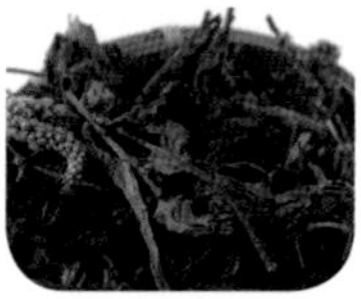

車前草

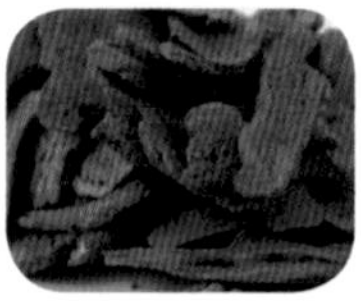

白朮

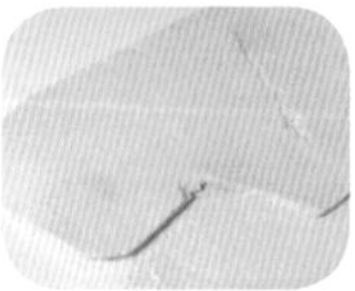

茯苓

{美容食藥膳}

五味枸杞飲

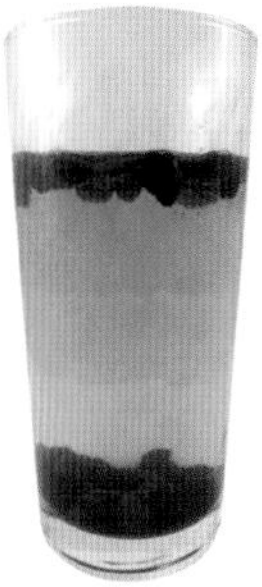

藥材：五味子 … 五克、
枸杞子 … 一〇克

做法：

將五味子和枸杞子一起放入杯中，以沸水沖泡片刻後代茶飲。

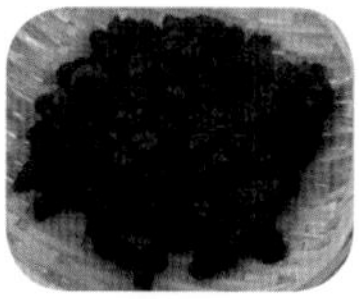

五味子

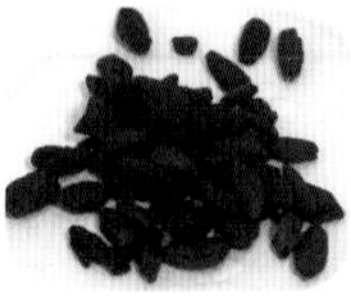

枸杞子

功效：

此方具有滋陰益氣之效，適用於夏天氣虛，易疲乏倦怠、口乾者，可消除疲勞、補氣生津。

{美容食藥膳}

白朮陳皮鱸魚湯

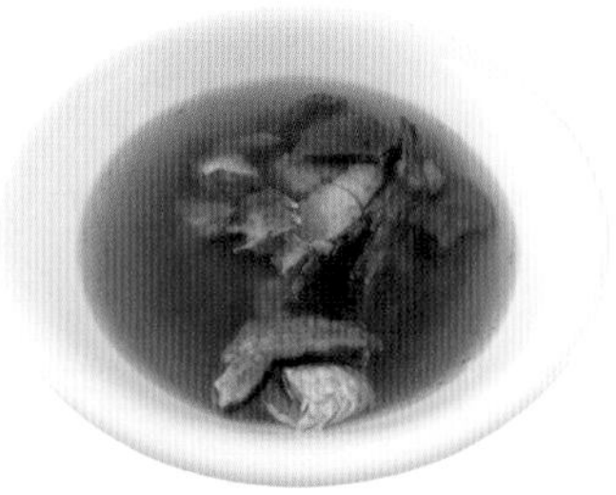

藥材： 白朮 … 八〇克、陳皮 … 一二克

食材： 鱸魚 … 一條

調味料： 胡椒粉、鹽 … 各適量

做法：

❶ 將鱸魚去鱗，清除內臟，洗淨。

❷ 將白朮、陳皮洗淨後放入鍋內，加入適量的水。

❸ 大火燒滾後放入鱸魚，轉小火煮三〇分鐘。

❹ 加入胡椒粉、鹽調味即可。

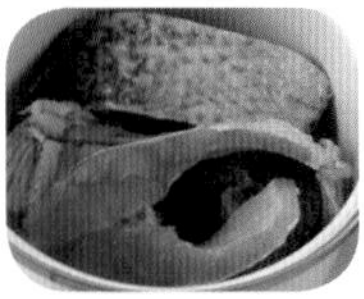

鱸魚塊

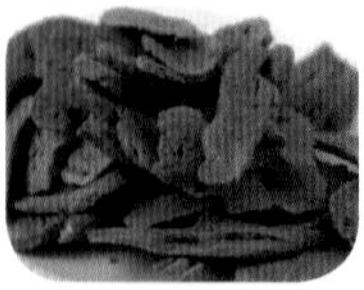

白朮

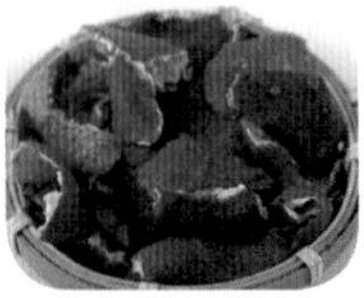

陳皮

功效：

鱸魚營養豐富且易消化吸收，魚肉細嫩鮮美，有益氣健脾的作用；白朮健脾去溼，陳皮理氣化痰。此湯補氣健脾、消除水腫，可改善脾胃虛弱、體倦乏力。

{美容食藥膳}

五味龍眼洋蔘茶

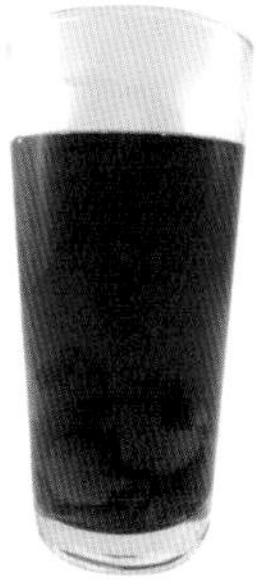

藥材：五味子…五克、
西洋蔘…五克、
龍眼肉…五克

做法：

❶ 將五味子、西洋蔘稍微用水沖淨。

❷ 將所有的材料一起放入鍋中，加入五〇〇毫升的清水，用大火煮開後，再用小火煮二〇分鐘即可。

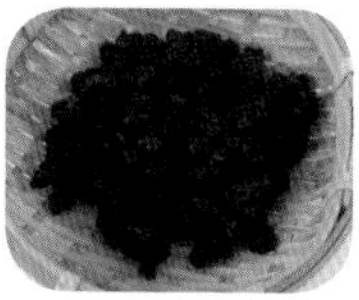

五味子

功效：

本品有益氣生津，養心安神的功效。

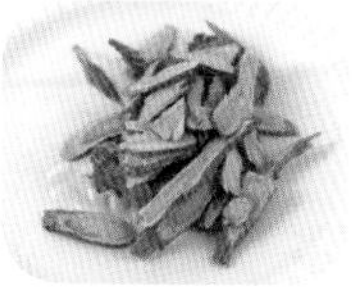

西洋蔘片

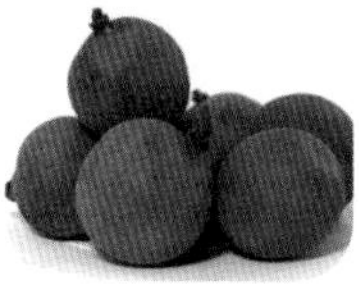

龍眼

{美容食藥膳}

耆精大棗湯

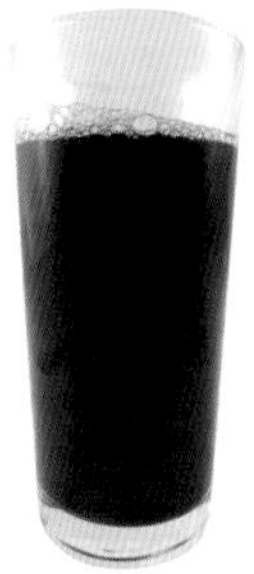

藥材：黃耆⋯一五克、
黃精⋯一〇克、
大棗⋯六顆

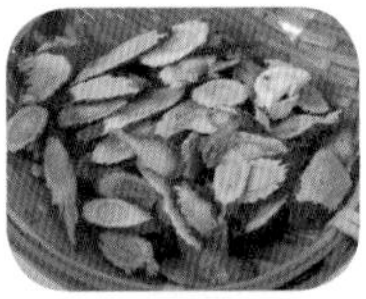

黃耆

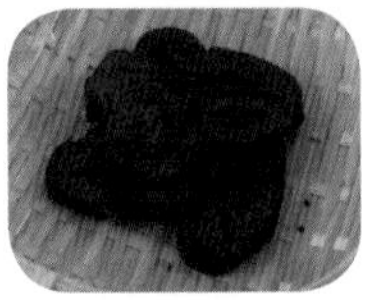

黃精

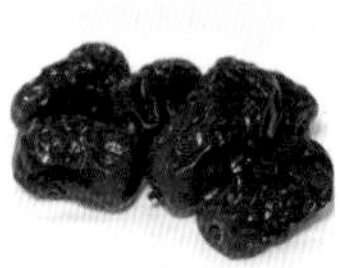

紅棗

做法：

將黃耆、黃精、大棗沖一下水，一起放入鍋中，加適量的水，熬煮成湯。將此湯代茶飲。

功效：

黃耆可益氣固表，黃精具有健脾補腎、益氣生津等功效。此湯品可補氣血、使面色紅潤有光彩，改善氣血不足、倦怠乏力。

{美容食藥膳}

山楂烏梅湯

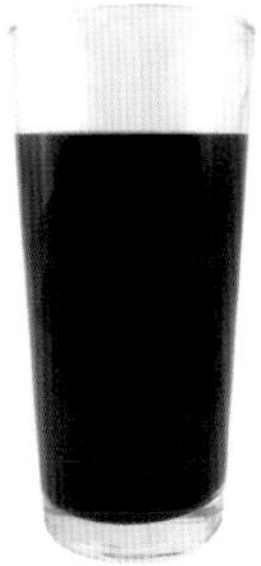

藥材：烏梅…一〇錢、洛神花…五錢、山楂…一〇錢、甘草…二・五錢、陳皮…四錢

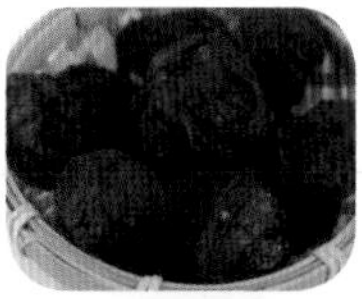

烏梅

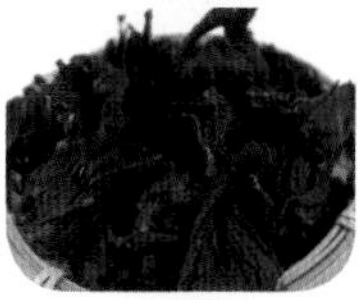

洛神花

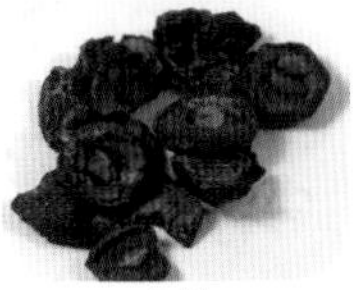

山楂

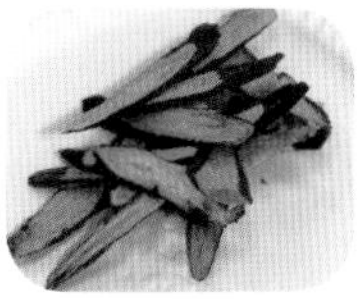

甘草

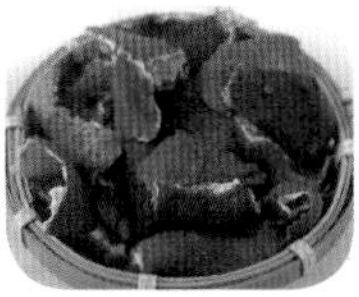

陳皮

做法：

❶ 將所有藥材略沖洗淨後，放入三〇〇〇毫升的滾水中拌煮均勻，再轉小火續煮約三〇分鐘。

❷ 過濾出所有藥材，再加入糖拌煮均勻至融化，待涼後即可飲用，亦可依個人喜好加入適量冰塊。

功效：

山楂味甘酸、性微溫，鐵和鈣的含量都特別豐富，另外如維生素B2、維生素E、維生素C的含量也都很高。山楂所含的脂肪酶能促進脂肪類食物消化，具有消食化積，活血化瘀的功效。這道湯品酸甜可口，很適合夏天飲用，不但消暑解渴，又能養顏美容、消脂減肥。

注意事項：

❶ 胃酸過多者慎食。胃腸不好的人及空腹時不宜食用。

❷ 山楂會加強子宮收縮，所以孕婦不宜多食，以免早產。

{美容食藥膳}

生脈蕈菇湯

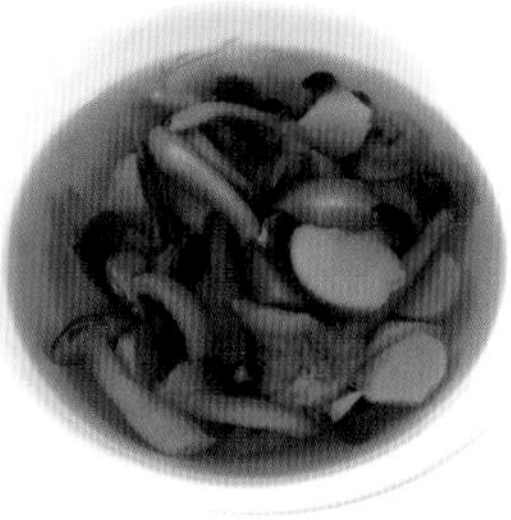

藥材： 菊花、蔘鬚、麥門冬、五味子…各一錢

食材： 杏鮑菇、柳松菇…各一包

調味料： 鹽…適量

做法：

❶ 將所有藥材洗淨備用；將杏鮑菇洗淨切塊；將柳松菇洗淨後去除根部髒黑處，並略微剝開蕈絲。

❷ 在鍋中加水二〇〇〇毫升，將藥材放入。大火煮沸後，再轉小火續煮二〇分鐘。

❸ 轉中火，將菇類放入鍋中一起煮至熟透後，加鹽調味即可。

功效：

菊花清熱解暑，人蔘、麥門冬、五味子三藥合用補心氣，名為「生脈飲」，對經常感到疲勞、倦怠乏力、精神不佳的人來說可以補充元氣並預防中暑。

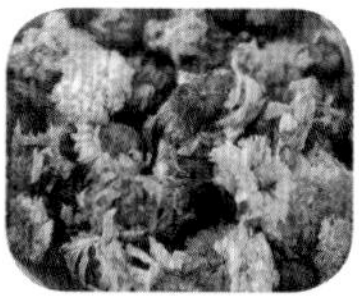

菊花

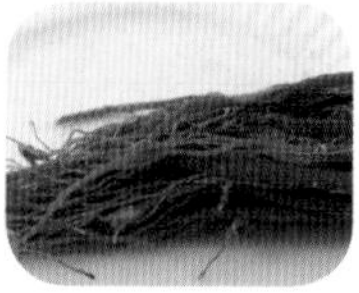

蔘鬚

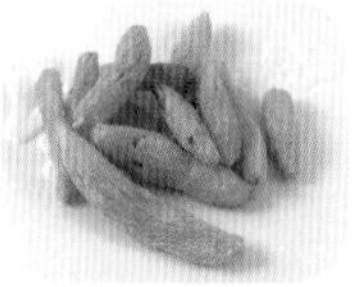

麥門冬

五味子

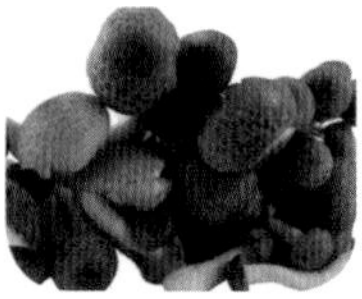

柳松菇

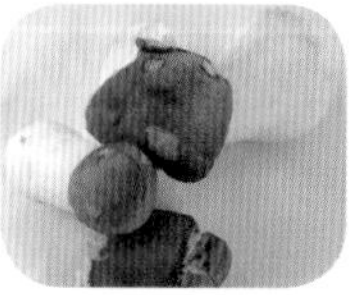

杏鮑菇

{美容食藥膳}

扁豆香薷煲雞湯

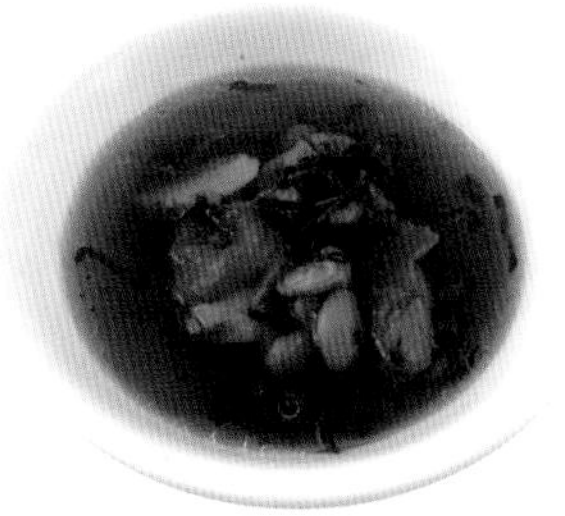

藥材：白扁豆 … 三〇克、香薷 … 一五克

食材：雞腿肉 … 五〇〇克、生薑 … 三片

調味料：鹽 … 適量

做法：

❶ 將所有藥材沖淨後待用；將雞腿肉汆燙。

❷ 在鍋中注入一〇〇〇毫升的水，將白扁豆、香薷放入鍋中，以大火煮開。

❸ 轉小火，放入雞腿肉同煮二〇分鐘。

❹ 放入薑片再煮一〇分鐘左右，至雞肉熟軟後加鹽調味即可。

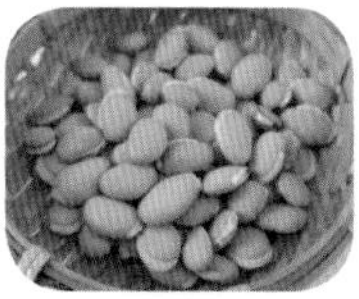
白扁豆

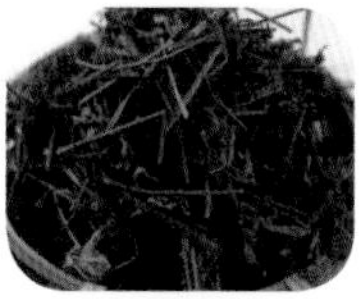
香薷

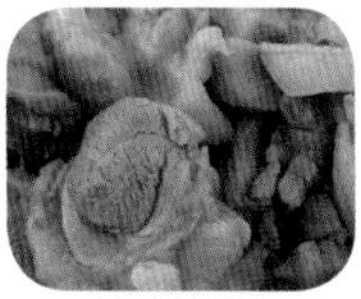
雞腿汆燙

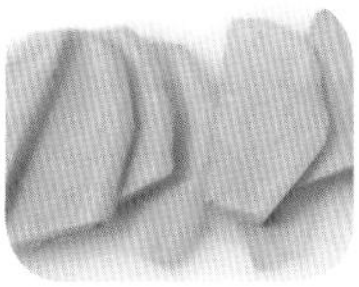
生薑切片

功效：

本湯清暑利溼，健脾和胃，可改善夏天頭昏頭痛、氣虛浮腫、倦怠乏力等症。

{美容食藥膳}

荷葉茯苓粥

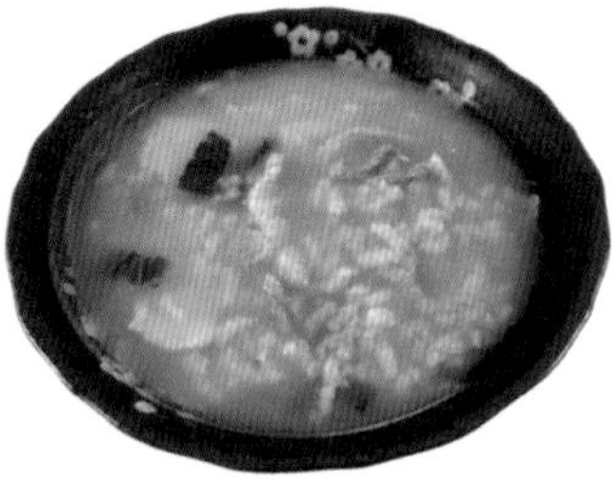

藥材： 荷葉 … 五克、茯苓 … 五克

食材： 白米 … 一〇〇克、

豬瘦肉 … 適量

調味料： 鹽 … 適量

做法：

❶ 將藥材沖淨備用；將瘦肉洗淨後切絲，再用少許醬油、太白粉醃一五分鐘。

❷ 將荷葉、茯苓及白米同煮成粥。

❸ 加入瘦肉絲同煮至熟後加鹽調味即可。

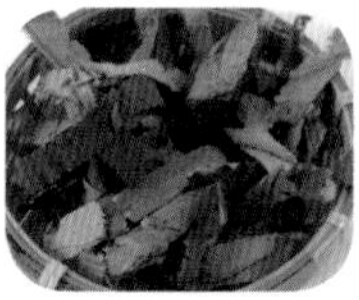

荷葉

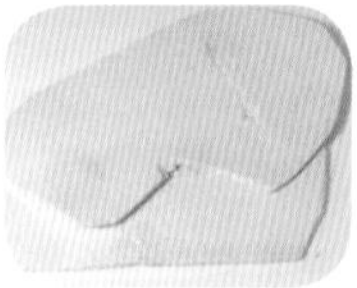

茯苓

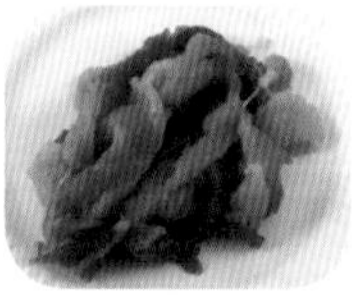

肉絲

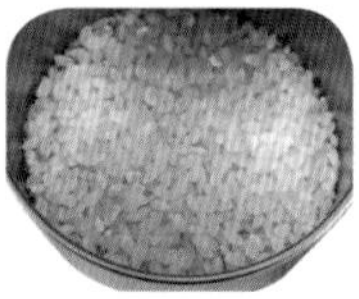

白米

功效：

此湯可清熱解暑、寧心安神。茯苓能健脾祛溼、消除水腫，荷葉則有促進脂肪代謝、利水減肥的功效。

{美容食藥膳}

扁豆冬瓜雞湯

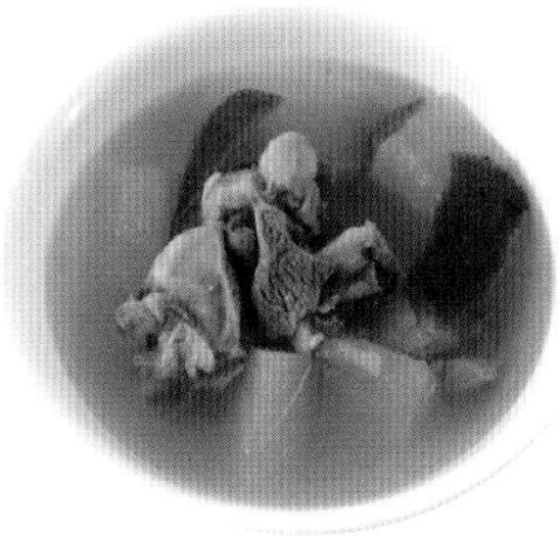

藥材： 白扁豆 … 一五克、陳皮 … 一〇克

食材： 冬瓜 … 五〇〇克、
雞腿肉 … 五〇〇克

調味料： 鹽 … 適量

做法：

❶ 將藥材稍微沖淨後備用；將雞肉洗淨後切塊，汆燙；將冬瓜洗淨後切塊。

❷ 將所有材料放入鍋中，加入適量的水，以中火煮一小時，加鹽調味即可。

功效：

本品有健脾祛溼，消除水腫的功效。

注意事項：

白扁豆必須煮熟食用，水煎一小時以上較安全。

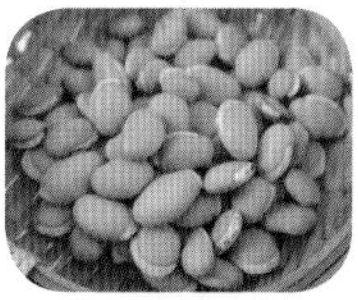

白扁豆

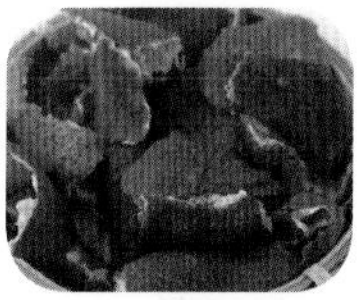

陳皮

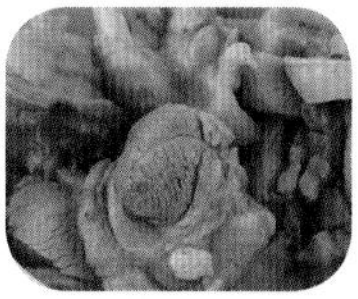

雞腿汆燙

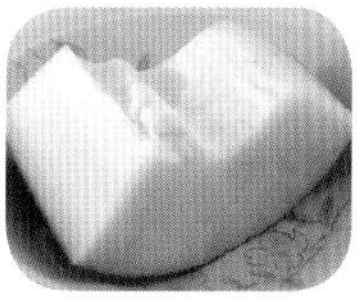

冬瓜

{美容食藥膳}

香薷飲

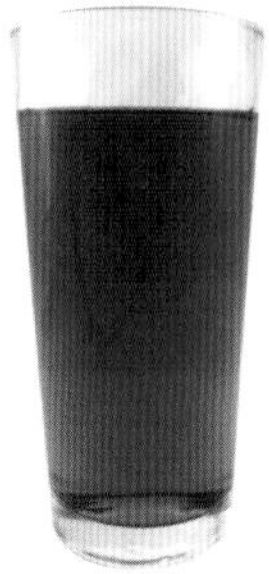

藥材：香薷…一〇克、
白扁豆…五克、
厚朴…五克

做法：

❶ 將所有藥材用水沖淨，放入鍋中加水六〇〇毫升，用大火煮開後轉小火煮二〇分鐘即成。

❷ 去藥渣，將湯藥放涼之後再飲用。

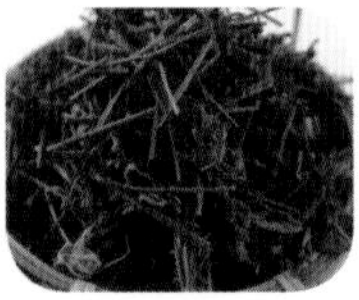

香薷

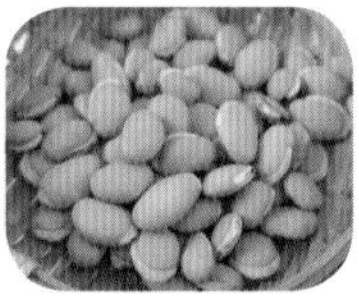

白扁豆

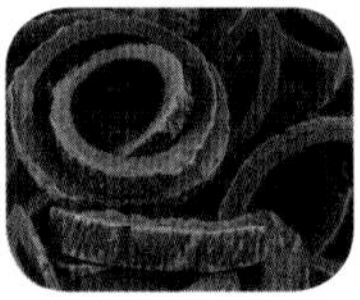

厚朴

說明：香薷、厚朴、白扁豆三物組方名為香薷飲，主要用於治療夏天貪涼飲冷、中暑、外感於寒、內傷於溼，表現發熱惡寒、頭痛身重、四肢倦怠、心胸煩悶、腹痛吐瀉等症狀。立秋時飲香薷飲，既消除暑溼，又可預防感冒。

功效：

體質較虛者或愛喝冷飲的朋友，或是在大太陽下很容易中暑，頭痛頭重，嘔吐腹瀉，以致精神不濟、面容憔悴者，可以適時飲用一點香薷飲來緩解。《紅樓夢》中林黛玉中暑時喝的便是香薷飲。

{美容食藥膳}

百合蓮子湯

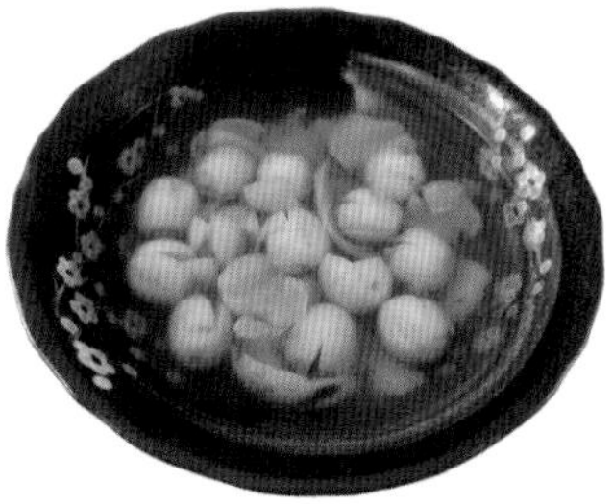

藥材：百合…一五克、
蓮子…六〇克

調味料：冰糖…適量

做法：

將蓮子用冷水浸泡四小時後沖洗乾淨；將百合沖淨。

把百合、蓮子放入裝有清水的鍋內，以大火煮沸後加入冰糖，改成小火再煮四〇分鐘即可。

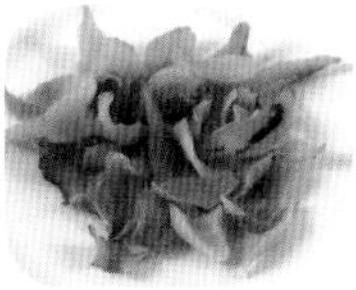

百合

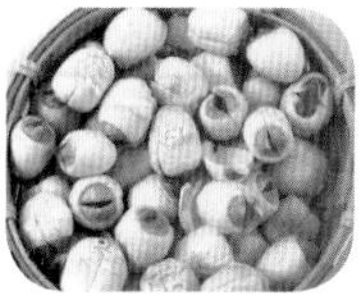

蓮子

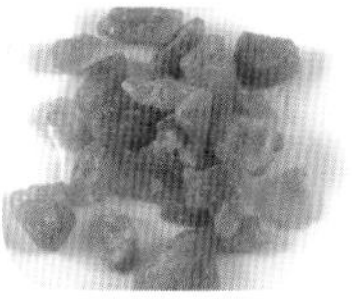

紅冰糖
(可用一般冰糖)

功效：

百合，味甘淡，性微寒，具有潤肺止咳，清心安神的功效。蓮子味甘澀，性平，具有補脾止瀉、益腎固精、養心安神的功效。本湯品可改善心神不寧、驚悸失眠等症。

{美容食藥膳}

枸杞滑溜里肌片

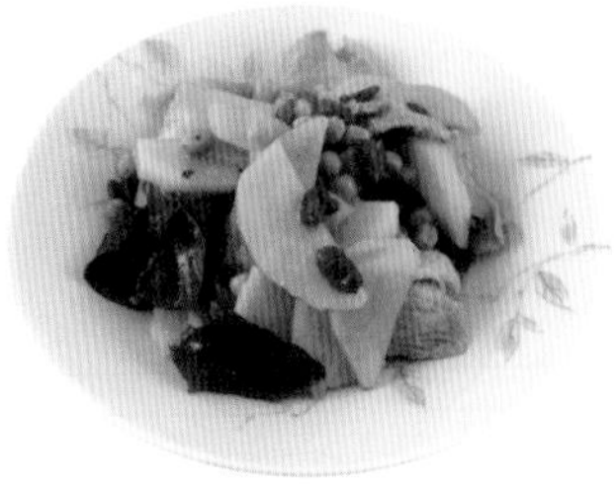

藥材：枸杞子… 五〇克

食材：豬里肌肉… 二五〇克、
黑木耳、竹筍、豌豆… 各三〇克、
雞蛋清… 一個

調味料：太白粉、鹽、蔥、薑、蒜、醋、
米酒… 各適量

做法：

❶ 將黑木耳泡發、切片；將竹筍切片；將豌豆洗淨備用。

❷ 將豬里肌切片後用雞蛋清、太白粉、食鹽拌勻，入油鍋煎熟，撈出瀝油。

❸ 油鍋爆香蔥、薑、蒜後放入黑木耳、筍片和豌豆一同翻炒，接著加入枸杞子、肉片和少許水同煮一會兒即可。

功效：

此方具有養心安神、健脾利溼的功效。

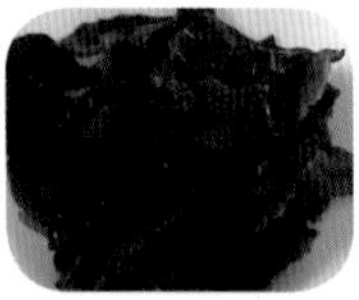

黑木耳

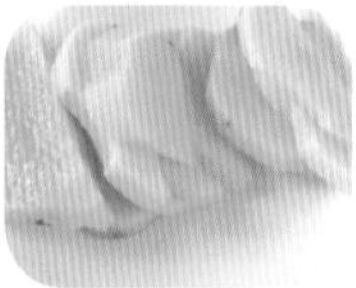

竹筍切片

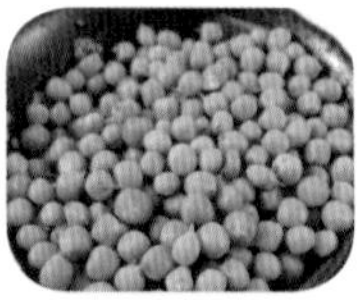

豌豆

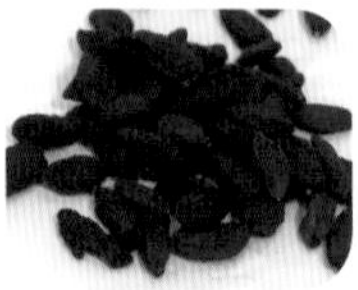

枸杞子

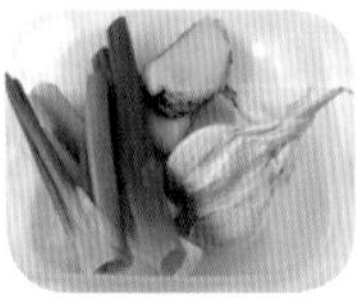

蔥薑蒜

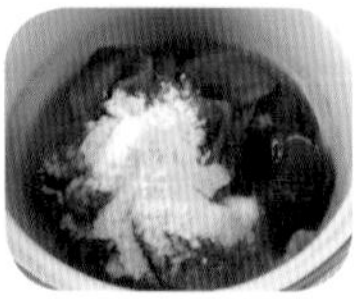

醃肉

{美容食藥膳}

白果雞丁

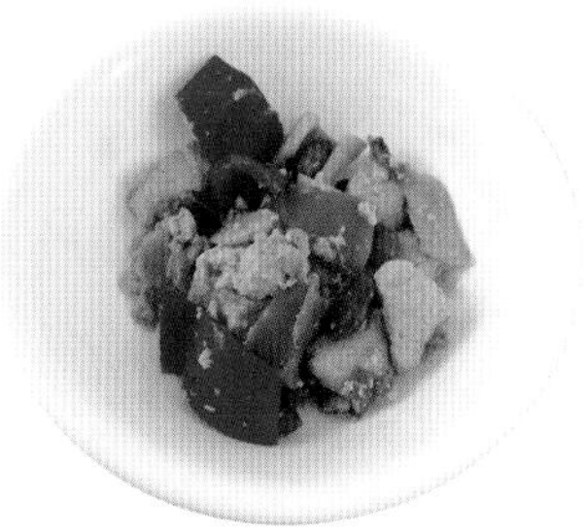

食材： 雞肉 … 三五〇克、
生鮮白果 … 一〇〇克、
青椒、紅椒 … 各一個、蛋清 … 兩個

調味料： 醬油、太白粉、蔥、薑、鹽、酒、
糖、香油 … 各適量

做法：

❶ 將雞肉切丁，放入蛋清兩個，加入醬油、太白粉各適量，拌勻後醃半小時以上；將白果對剖；將青椒、紅椒分別切成小塊。

❷ 油燒至七分熟後投入白果丁，用小火炸成金黃色，其間要不停鏟動，三分鐘後撈出。

❸ 待鍋中油燒至七、八分熟時，放入雞丁，等雞丁熟後撈出瀝油。

❹ 用淨鍋爆香蔥、薑、青椒等，而後下雞丁、白果丁，用大火炒勻，入鹽、米酒、香油各適量，翻炒片刻即可。

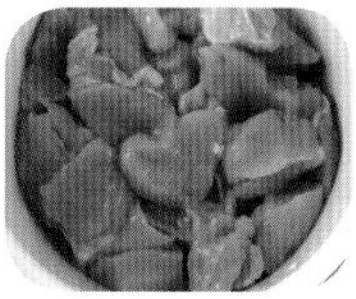
雞肉塊

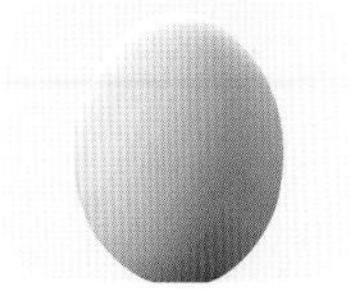
雞蛋

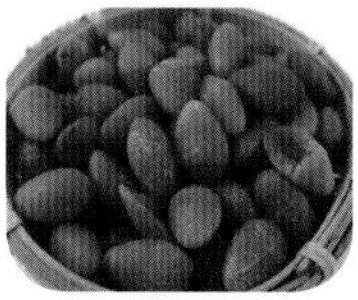
白果

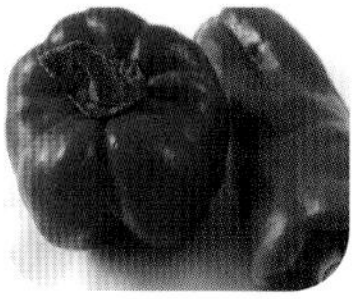
紅椒、青椒

功效：

補氣養血，斂肺定喘，改善白帶、頻尿。

注意事項：

白果有小毒不宜生食，否則會中毒。熟食亦不宜過量，以不超過 20 顆為宜。

＊白果又名銀杏，味甘苦澀，性平。含有人體所必需營養物質，如蛋白質、脂肪、碳水化合物、鈣、鐵、胡蘿蔔素、核黃素和多種胺基酸等成分。白果是自由基清除劑，具有抗衰老的作用，是藥食兩用果品，可炒食、煮食，以粒大、飽滿、 光亮、色白、肉豐、殼實者為佳。

｛美容食藥膳｝

蓮子百合煲

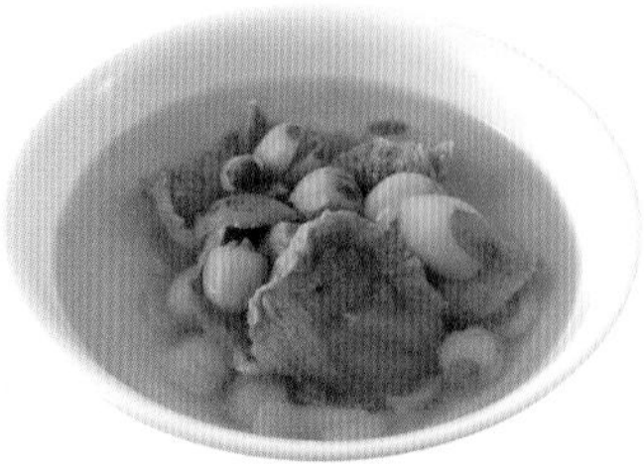

藥材：蓮子、百合… 各三〇克、
豬瘦肉… 二〇〇克

調味料：鹽… 適量

做法：

❶ 將蓮子、百合用清水浸泡三〇分鐘；洗淨瘦肉，汆燙後撈出。

❷ 在鍋內重新放入清水，將蓮子、百合、瘦肉一同入鍋，大火燒開後轉小火煲熟，最後加鹽調味即可。

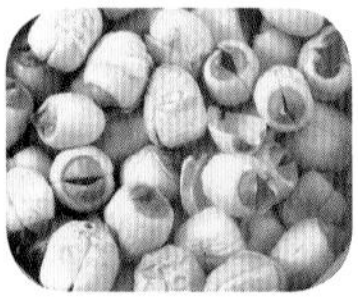

蓮子

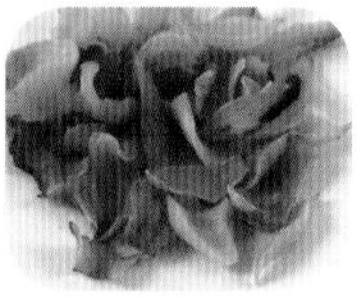

百合

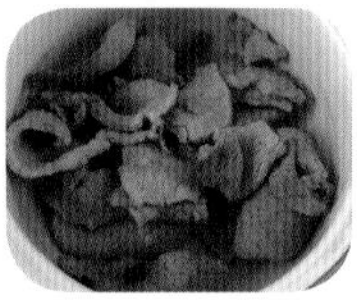

燙豬肉片

功效：

本品具有清潤肺燥、止咳化痰的作用，蓮子和百合又有清心美顏之功。

＊備註：蓮子、百合可在市場買到生品。

｛美容食藥膳｝

玉竹百合蘋果湯

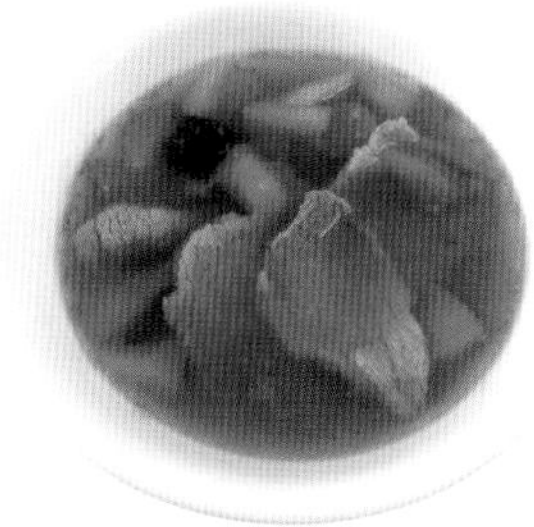

藥材：玉竹、百合、陳皮⋯各八克、
紅棗⋯五粒

食材：蘋果⋯三個、豬瘦肉⋯五〇〇克

調味料：鹽⋯適量

做法：

❶ 將瘦豬肉洗淨汆燙備用。

❷ 將玉竹、百合、陳皮、紅棗用清水沖淨。

❸ 將蘋果去核切塊，與上述藥材一放入鍋中加清水二五〇〇毫升，以大火煮沸。

❹ 加入瘦豬肉，轉小火再煮一小時，加鹽調味即可。

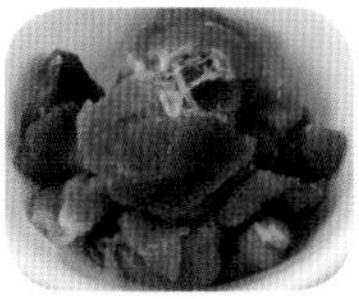

豬瘦肉

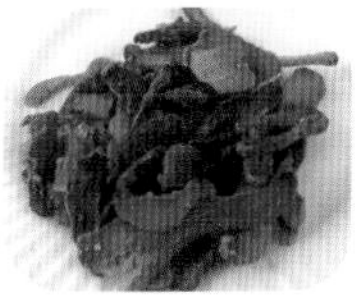

玉竹

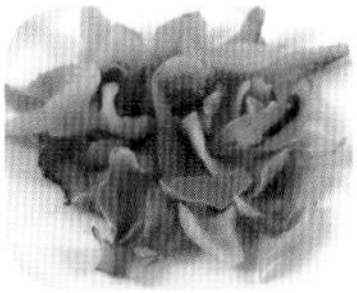

百合

功效：

滋陰潤燥，寧心安神。百合味甘，性微寒，具有養陰潤燥、生津止渴的功效。

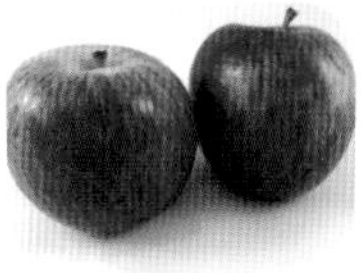

蘋果

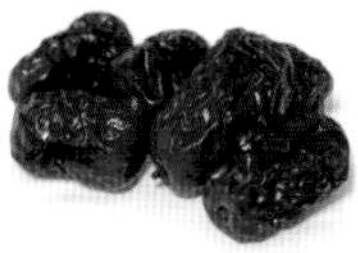

紅棗

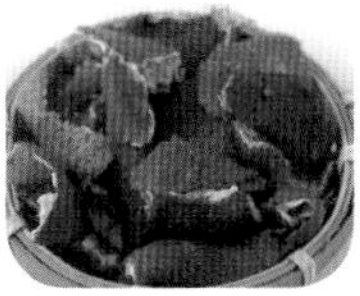

陳皮

{美容食藥膳}

玉竹美容梨

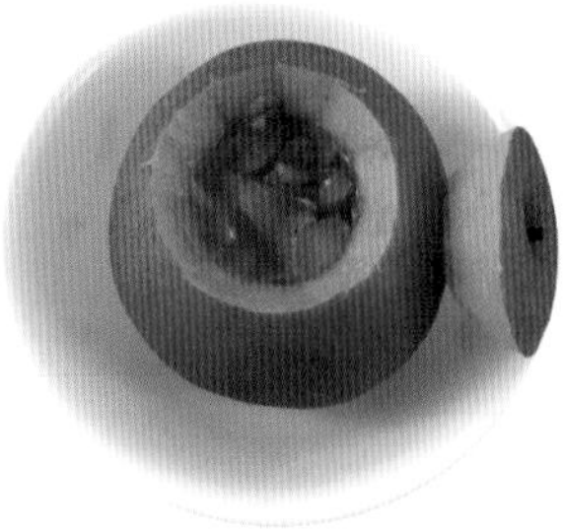

藥材：玉竹…一〇克

食材：梨子…一個

做法：

❶ 將梨子的尖端削成一個蓋狀，挖去梨核後裝入玉竹，並用牙籤插住梨蓋。

❷ 將梨放入電鍋內鍋中，在外鍋加兩杯水，燉熟後即可食用。

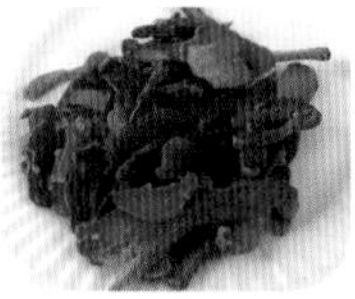

玉竹

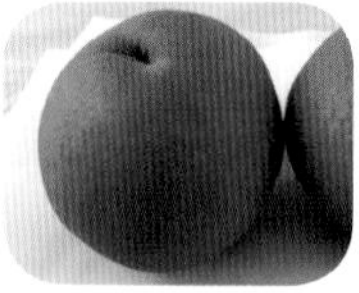

水梨

功效：

《神農本草經》記載：「玉竹去面黑斑、好顏色及潤澤肌膚。」現代藥理研究指出，玉竹含有黏液質和維生素A等成分，可使皮膚細膩、滑嫩、白皙。梨子味甘性寒，具有潤肺清痰、止渴生津及滋陰清熱的效用，可滋潤皮膚、去除內熱。

{美容食藥膳}

石斛麥冬瘦肉湯

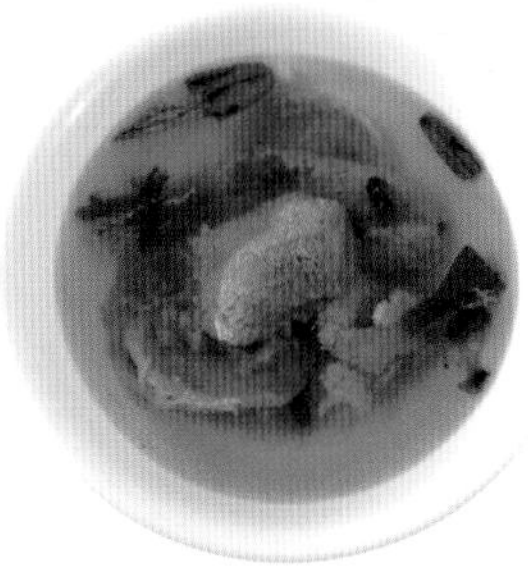

藥材： 麥門冬… 一〇克、

石斛… 一二克、

百合… 一〇克

食材： 豬瘦肉… 二五〇克

調味料： 鹽… 適量

做法：

❶ 將豬肉洗淨後切片；洗淨麥門冬、石斛、百合。

❷ 將所有材料放入電鍋內鍋，加入八〇〇毫升清水，外鍋加三杯水，煮熟後加適量鹽調味即可。

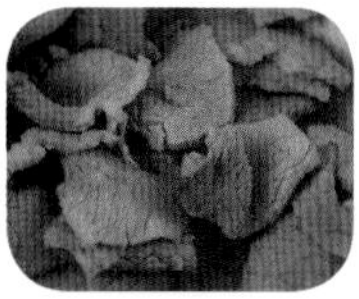

燙豬肉片

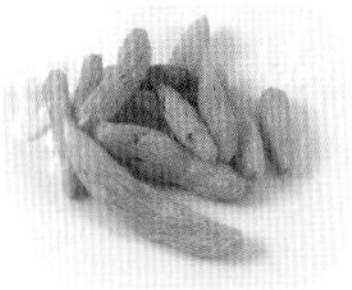

麥門冬

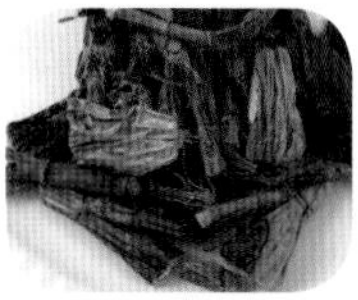

石斛

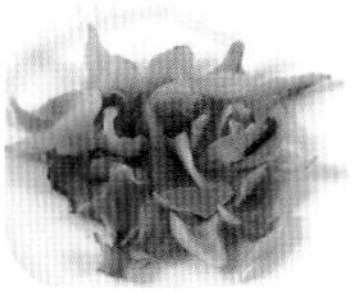

百合

功效：

此湯品有滋陰清熱、養胃生津的功效，可以滋養肌膚，改善皮膚乾燥皸裂的狀況。

{美容食藥膳}

西洋蔘石斛煲瘦肉

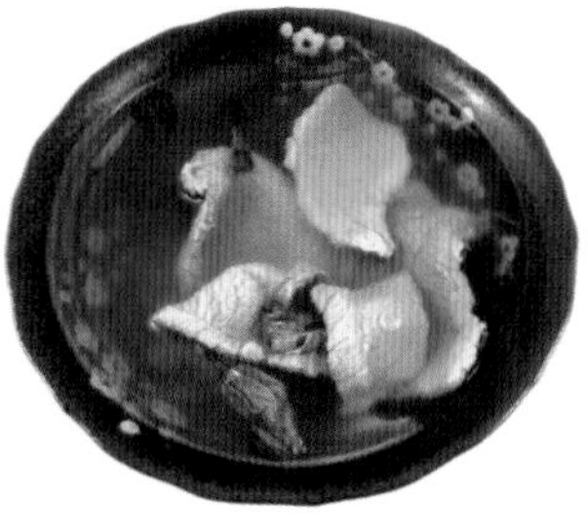

藥材： 西洋蔘 … 三克、石斛 … 一二克

食材： 豬瘦肉 … 二五〇克、

薑 … 一～二片

調味料： 鹽 … 適量

做法：

❶ 洗淨豬瘦肉後切片、汆燙；洗淨西洋蔘及石斛。

❷ 將所有材料放入電鍋內鍋中，加入八〇〇毫升的清水，外鍋則放兩杯水。

❸ 煮熟後加適量鹽調味即可。

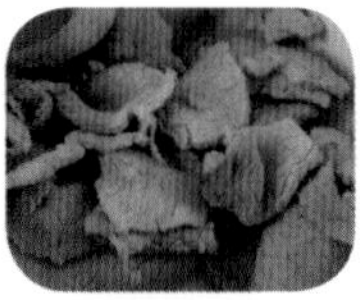

燙豬肉片

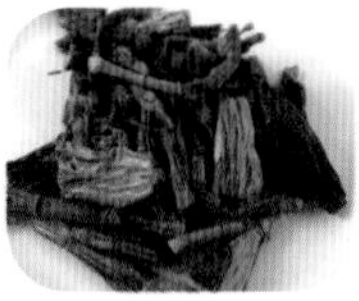

石斛

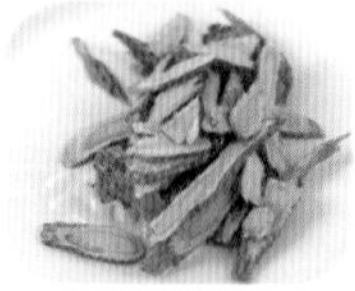

西洋蔘

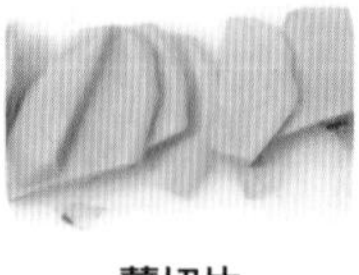

薑切片

功效：

滋潤肌膚，養顏美容。西洋蔘味苦微甘，性涼，有補氣養陰、清虛火、生津液的作用；石斛味甘，性微寒，有滋陰潤肺、益胃補腎、健腦明目的作用。

{美容食藥膳}

清蒸人參雞

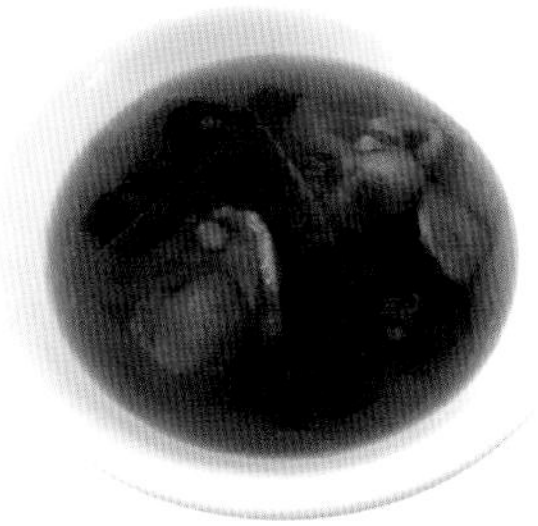

藥材：人蔘… 一五克、紅棗… 五粒

食材：雞腿… 一隻、香菇… 一五克、蔥… 一支、薑 … 三片

調味料：鹽… 適量

做法：

❶ 將雞腿切塊，汆燙備用；泡發香菇；剝開紅棗；將蔥切絲。

❷ 將所有材料放入電鍋內鍋中，加入清水約一〇〇〇毫升，要蓋過所有材料，電鍋外鍋加三杯水。

❸ 煮熟後移至瓦斯爐繼續加熱，加入鹽調味即可。

功效：

本湯品具有滋陰補血、潤肺生津的作用。

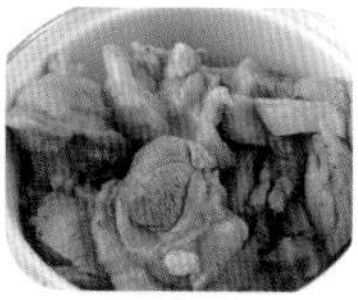

雞腿汆燙

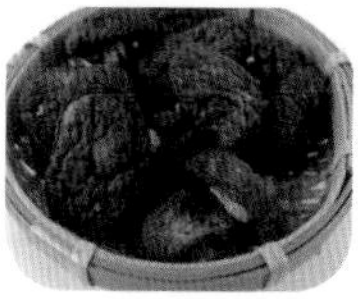

香菇

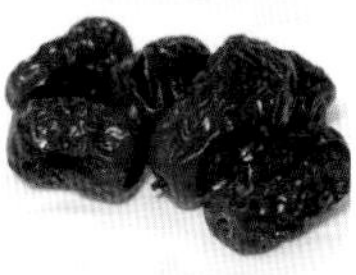

紅棗

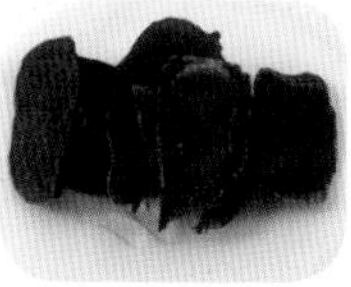

人蔘

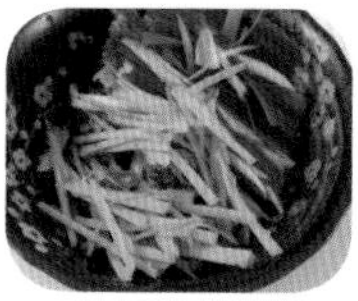

蔥、薑切絲

{美容食藥膳}

沙蔘玉竹煲瘦肉

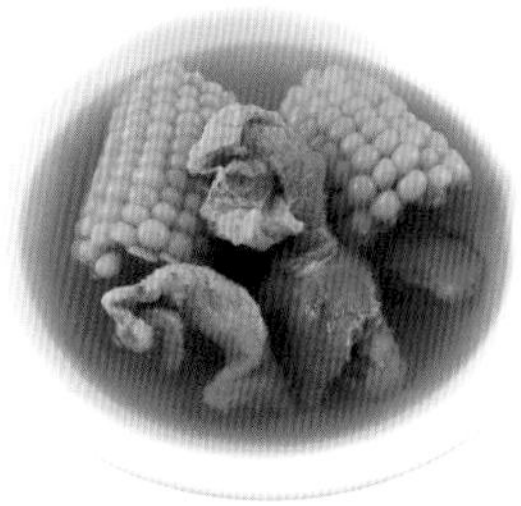

藥材： 沙蔘 … 二五克、玉竹 … 二五克、枸杞子 … 一〇克

食材： 玉米 … 五〇〇克、瘦肉 … 五〇〇克

調味料： 鹽 … 適量

做法：

❶ 將沙蔘、玉竹、枸杞子洗淨備用；將玉米洗淨後切段；洗淨瘦肉後汆燙、切片。

❷ 將所有材料放入鍋中，加入適量清水，以大火煮沸後轉小火煲兩小時。最後加鹽調味即可。

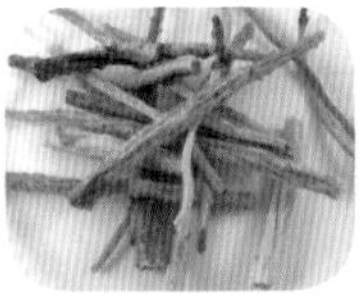

沙蔘

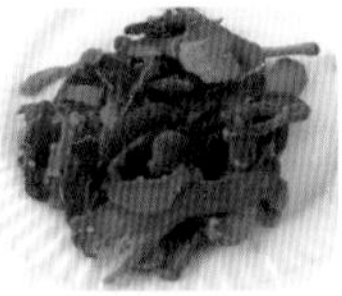

玉竹

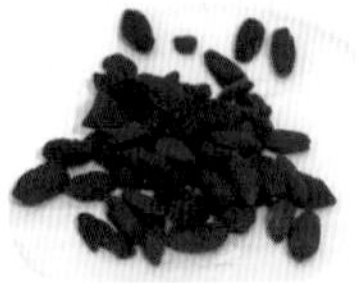

枸杞子

功效：

沙蔘清肺養陰，益胃生津；玉竹能養陰潤燥，潤腸通便；玉米調中開胃，利尿消腫；瘦肉健脾胃，有滋補作用。

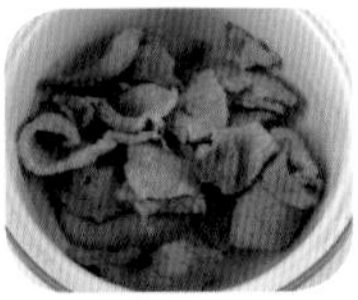

燙豬肉片

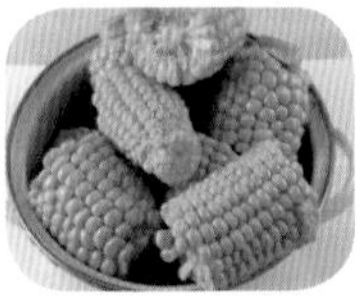

玉米

{美容食藥膳}

龍眼牛肉湯

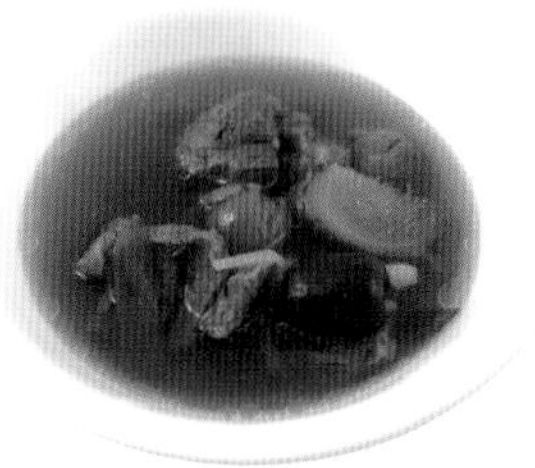

藥材： 龍眼肉⋯二〇克、紅棗⋯五粒

食材： 牛腱⋯一五〇克、蔥⋯一支、薑⋯適量

調味料： 鹽、胡椒粉⋯適量

做法：

❶ 將龍眼去殼、核；紅棗洗淨，剝開，去核；牛腱汆燙撈出切塊。

❷ 在鍋中放入清水燒沸，下牛肉、龍眼肉、紅棗，加調味料煮至入味即可。

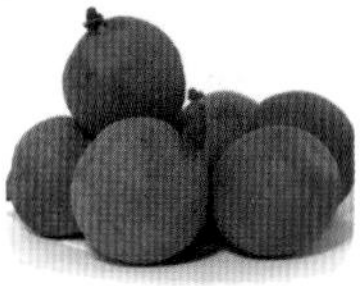

龍眼

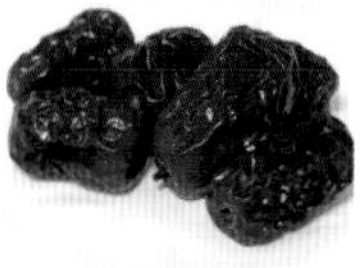

紅棗

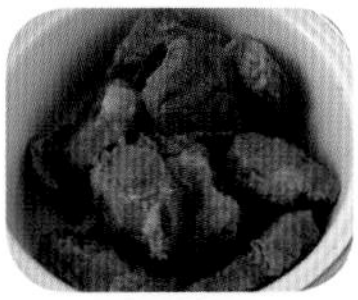

牛腱

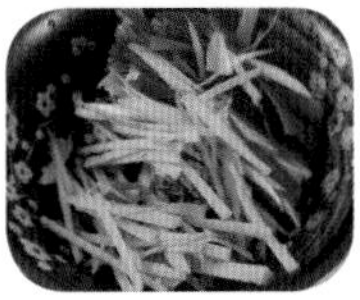

蔥、薑切絲

功效：

本品有滋補強體、補心安神、養血壯陽、益脾開胃、潤膚美容的功效。龍眼肉含有益人體健康的微量元素，可補血、安神，治失眠、健忘、驚悸。

｛美容食藥膳｝

海參煲雞湯

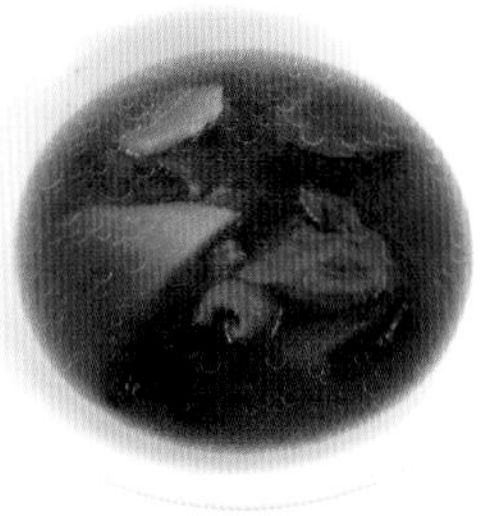

藥材： 紅棗 … 五粒、枸杞子 … 一小把、山藥 … 二〇克、薑 … 三片

食材： 海參 … 三條、雞腿 … 一隻

調味料： 鹽 … 適量

做法：

❶ 泡發海參備用；洗淨紅棗、枸杞、山藥。

❷ 將雞腿肉剁小塊後汆燙去血水。

❸ 把全部材料一起放入鍋內，用小火燉二～三小時，加鹽調味即可。

功效：

本湯品有健脾益氣，養血潤燥，補腎助陽的功效。可改善氣虛乏力，腰痠腿軟等症狀。

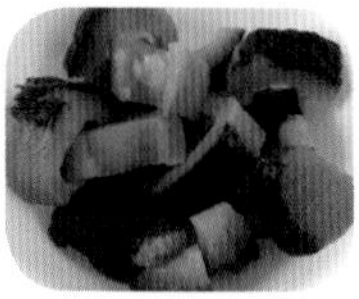

海參

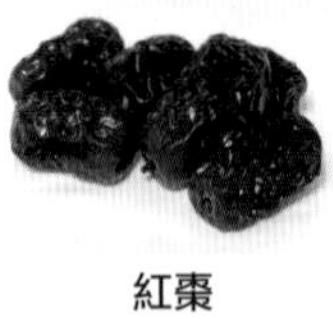

紅棗

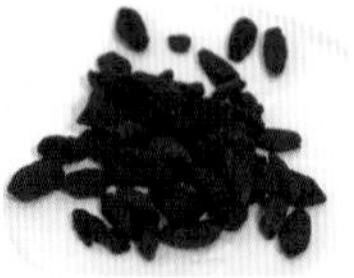

枸杞子

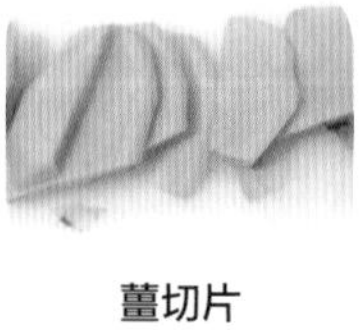

薑切片

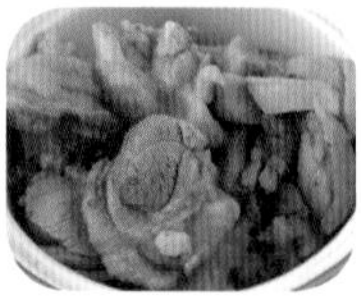

雞腿汆燙

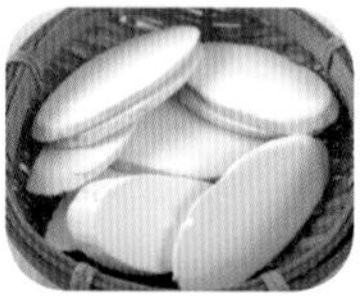

山藥

{美容食藥膳}

首烏煲牛肉

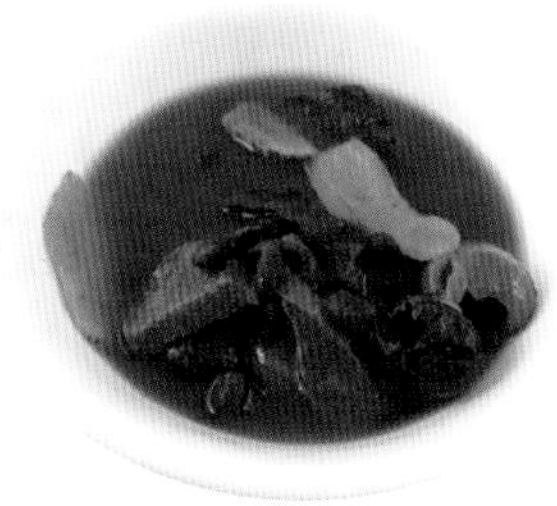

藥材： 何首烏 … 二〇克、
龍眼肉 … 少許、
紅棗 … 少許

食材： 牛肉 … 一〇〇克、
黑豆 … 一〇〇克、薑 … 二片

調味料： 鹽 … 適量

做法：

❶ 將黑豆淨洗乾淨，瀝乾水分，用鍋炒至裂開。

❷ 洗淨牛肉、汆湯去血水、切塊；剝開大棗，去核、洗淨。

❸ 在鍋中注入適量清水，放入牛肉、何首烏、黑豆、龍眼肉、大棗及薑片，煮兩小時左右，待牛肉熟透加入調味料即可。

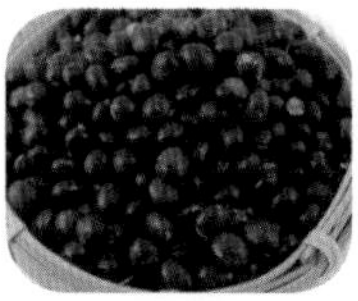

黑豆

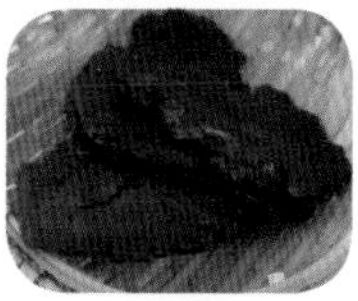

何首烏

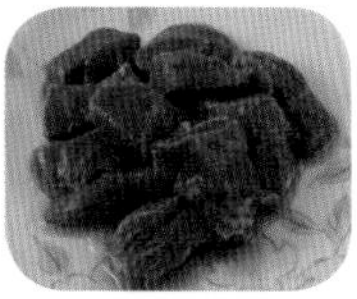

牛肉塊

功效：

本品可健脾益氣、養顏烏髮。黑豆有補腎益陰、健脾利溼的功效，有改善因脾虛而經常面目浮腫的效果。

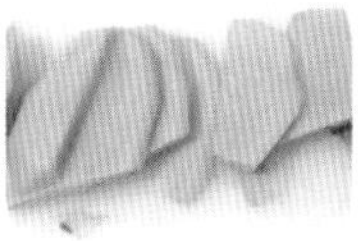

薑切片

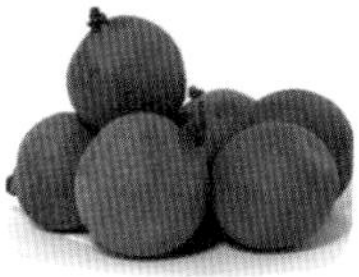

龍眼

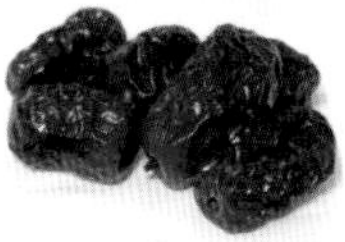

紅棗

{美容食藥膳}

香菇蔘雞湯

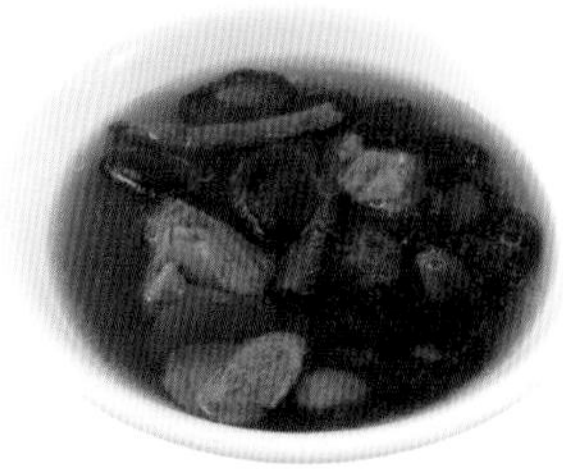

藥材：黨蔘 … 一〇克、枸杞子 … 五克、

食材：香菇 … 五〇克、雞腿 … 一隻、

薑 … 三片

調味料：鹽 … 適量

做法：

❶ 將香菇浸透去蒂；將雞腿氽燙去血水後切塊。

❷ 將所有材料放入鍋中，加入適量清水，小火煮兩小時。

❸ 加鹽調味即可食用。

功效：

此湯品健脾補氣，能提高免疫力，改善虛弱體質。

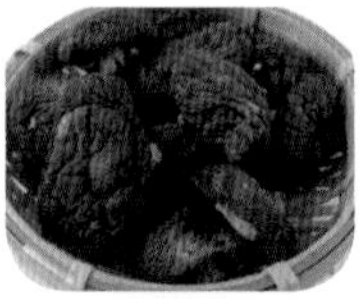

香菇

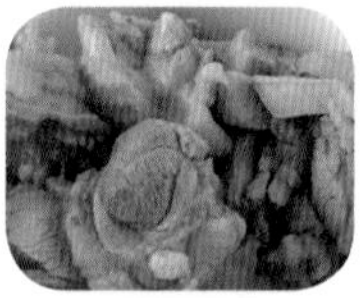

雞腿氽燙

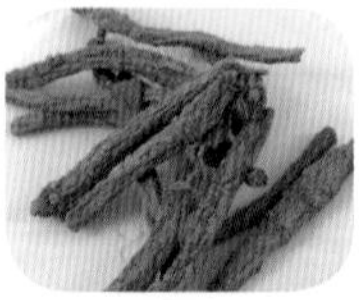

黨蔘

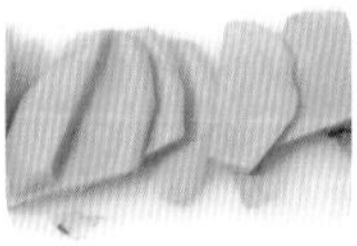

薑切片

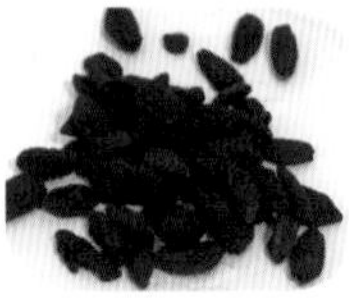

枸杞子

{美容食藥膳}

五香牛肉

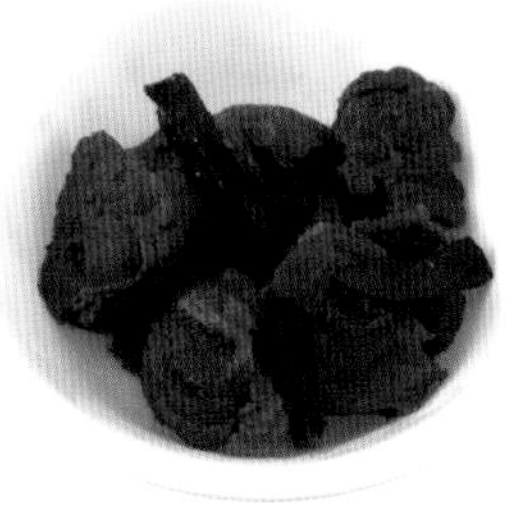

藥材： 茴香…一〇克、肉桂…一〇克

食材： 牛腱肉…五〇〇克、薑…適量、蔥…適量

調味料： 食鹽、白糖、醬油、米酒…各適量

做法：

❶ 將牛肉汆燙去血水後切塊，抹少許鹽醃二〇分鐘；薑切片；蔥切段。

❷ 在鍋中加入適量清水（要蓋住所有材料），放入牛肉塊、茴香、肉桂、蔥段、薑片、米酒、白糖、醬油，大火燒開至牛肉變紅色時，加入適量鹽，再轉小火繼續熬煮一小時。

❸ 煮到牛肉可用筷子戳進時，即可撈出牛肉。放冷後，按其肌肉纖維橫向切片即可食用。

功效：

本品具有滋陰補血，美容養顏，益氣補虛的作用。

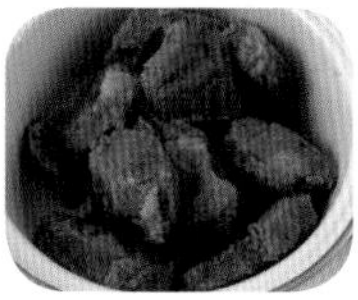

牛腱

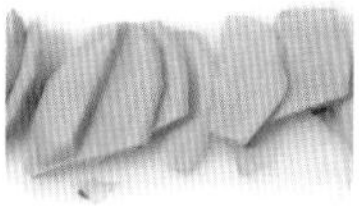

薑切片

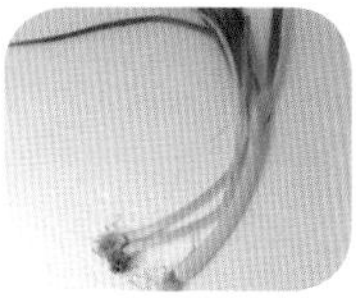

蔥

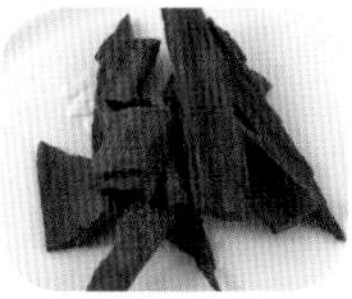

肉桂

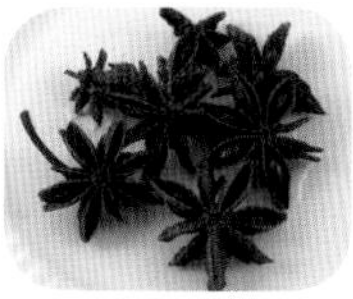

茴香

{美容食藥膳}

五味養生雞湯

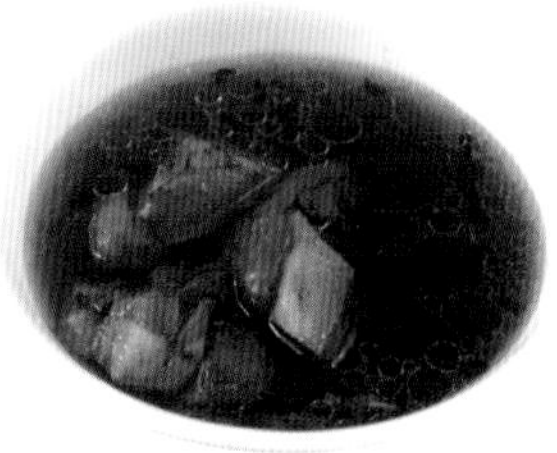

藥材： 黃精、枸杞子、女貞子、何首烏…各五克、旱蓮草…三克

食材： 雞腿…一隻、薑…適量、蔥…適量

調味料： 米酒、鹽…各適量

做法：

❶ 洗淨藥材後裝入過濾袋中；薑切片；蔥切段。

❷ 將雞腿切塊，汆燙去血水，洗淨。

❸ 在鍋中注入八〇〇毫升清水，放入藥袋用小火煎煮半小時。

❹ 加入雞肉塊、薑片、蔥段，大火煮沸後轉小火再煮半小時，加鹽、米酒調味即可。

功效：

此湯滋陰養血，補肝腎，可改善體質，養顏美髮，預防衰老。

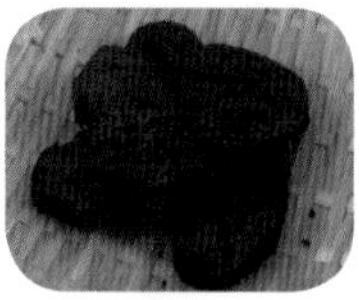

黃精

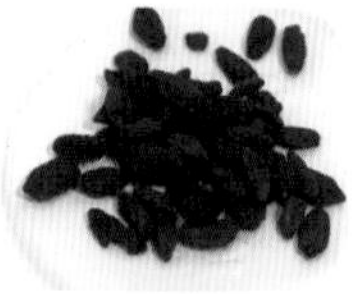

枸杞子

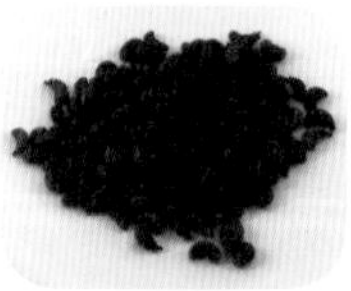

女貞子

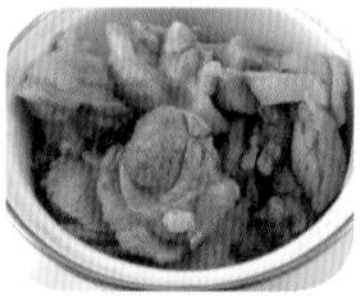

雞腿汆燙

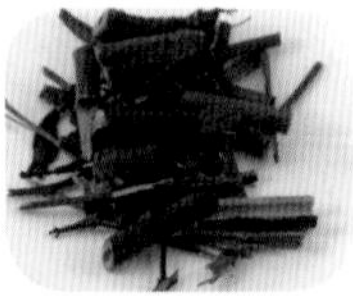

旱蓮草

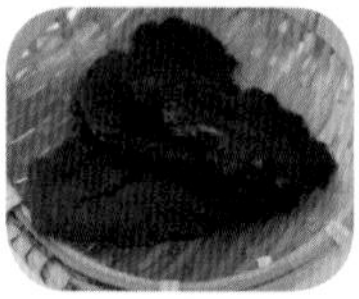

何首烏

{美容食藥膳}

枸杞瘦肉湯

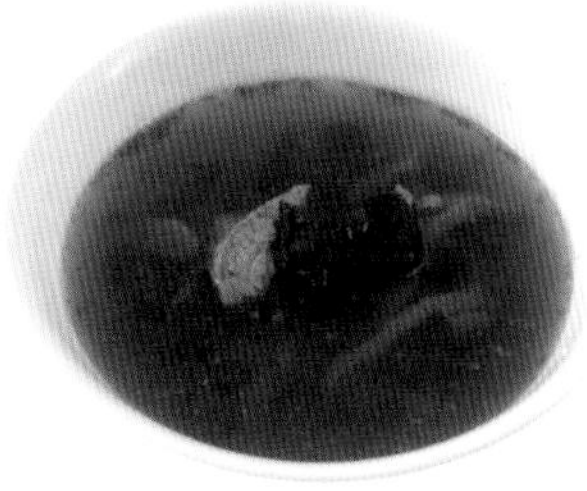

藥材：枸杞子 … 一五克、紅棗 … 三粒

食材：瘦豬肉 … 二五〇克、蔥 … 適量、薑 … 適量、米酒 … 適量

調味料：鹽、胡椒粉 … 適量

做法：

❶ 將枸杞子去雜質，洗淨；剝開紅棗去籽；蔥切段；薑切片；洗淨豬肉後切絲。

❷ 燒熱油鍋，放入薑、米酒、肉絲、鹽快炒一會兒。

❸ 在鍋中注入清水，放入枸杞子、紅棗，煮至豬肉熟爛，用鹽、胡椒粉調味即成。

功效：

此湯品能滋補肝腎，強健體質，改善疲勞倦怠，增進膚色潤澤。

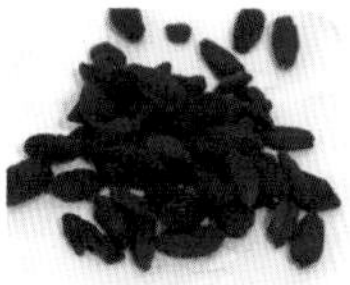

枸杞子

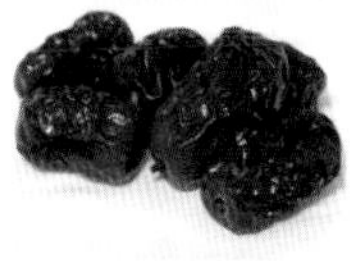

紅棗

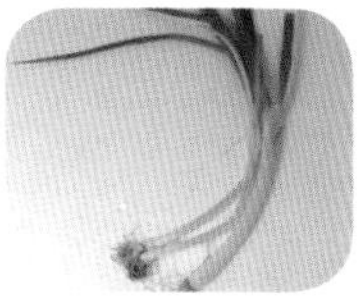

蔥

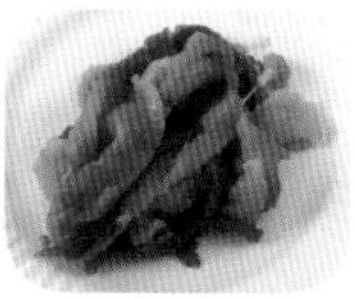

肉絲

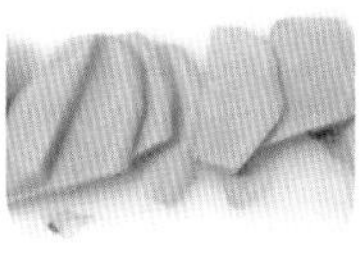

薑切片

{美容食藥膳}

補血美顏羹

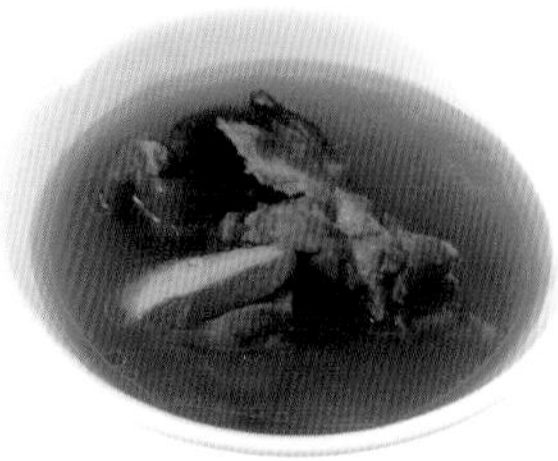

藥材： 川芎…三克、當歸…六克、黃耆…一〇克

食材： 雞腿…一隻、薑…三片

調味料： 鹽…適量

做法：

❶ 洗淨川芎、當歸、黃耆；雞腿汆燙去血水、切塊。

❷ 將所有藥材放入鍋內用大火煮開。

❸ 轉小火，將雞腿塊、薑放入一起煮半小時後，加鹽調味即可。

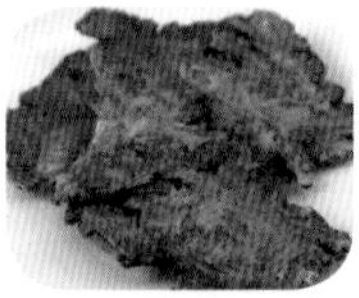

川芎

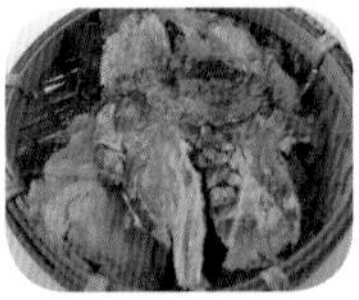

當歸

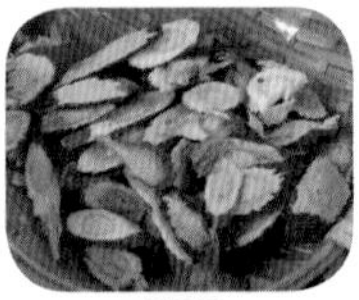

黃耆

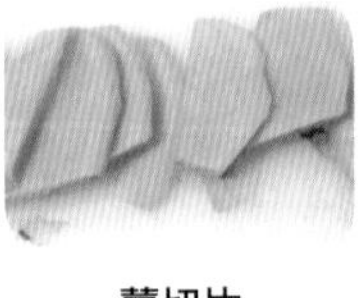

薑切片

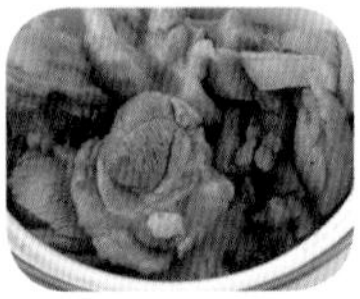

雞腿汆燙

功效：

活血行氣，補養氣血。女性常食能調經補血、駐顏美容。

{美容食藥膳}

天麻北耆燉牛腱

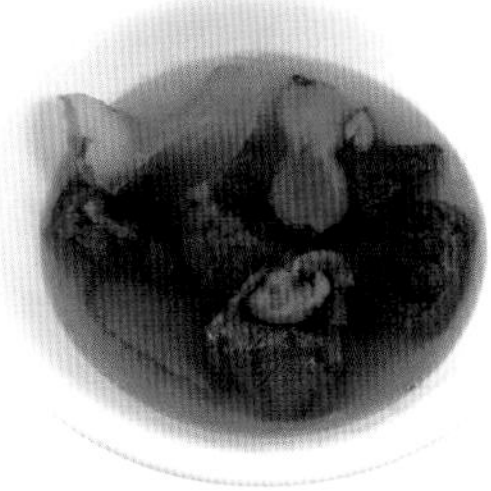

藥材：天麻…一五克、北耆…九克

食材：牛腱肉…四〇〇克、薑…三片

調味料：鹽…適量

做法：

❶ 將牛腱肉汆燙去血水、切塊。

❷ 將所有材料放入鍋中，加入一〇〇〇毫升清水，用大火煮開後轉小火煮一小時。

❸ 加鹽調味即可食用。

功效：

此湯可健腦益智、補中益氣、滋養脾胃、強健筋骨，改善虛弱體質。

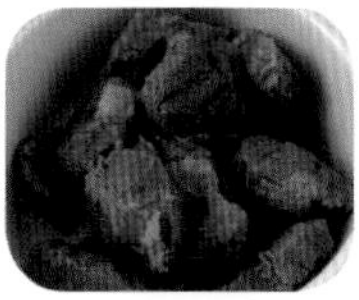

牛腱

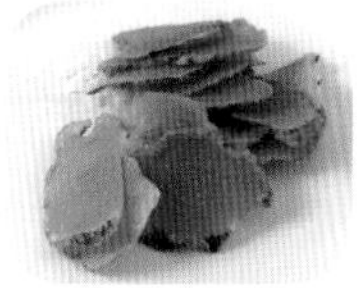

天麻

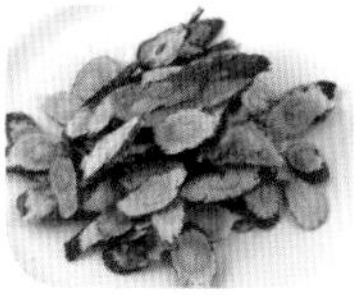

北耆

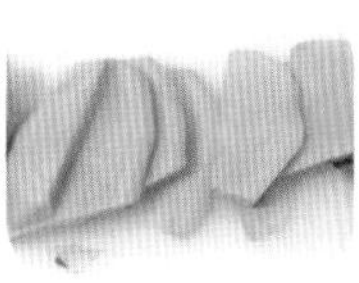

薑切片

{美容食藥膳}

寄生豆腐羹

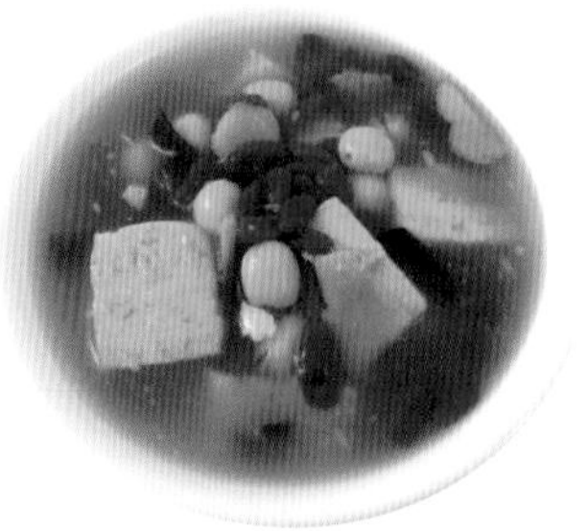

藥材： 桑寄生⋯一〇克、枸杞子⋯一五克、蓮子⋯一五克

食材： 豆腐⋯五〇〇克、黑木耳⋯一〇克、蔥⋯適量、薑⋯適量

調味料： 鹽、白糖⋯適量

做法：

❶ 將黑木耳、蓮子洗淨、泡發；將桑寄生、枸杞子洗淨；將蔥、薑切絲。

❷ 在鍋中注入三〇〇毫升清水，將桑寄生煮三〇分鐘後，撈出藥渣，湯備用。

❸ 將豆腐切塊，燒熱油鍋，將豆腐煎至兩面金黃色後出鍋備用。

❹ 在原煎鍋中放入蔥、薑爆香，再放入枸杞子、黑木耳、蓮子、桑寄生湯。

❺ 待蓮子煮熟後，倒入豆腐再煮五分鐘。最後加鹽調味並以太白粉勾芡即成。

功效：

滋補肝腎，美顏烏髮。

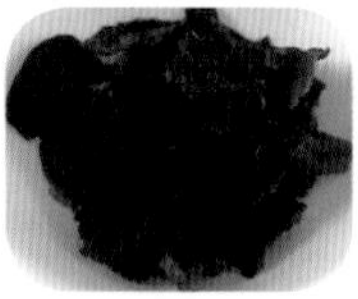

黑木耳

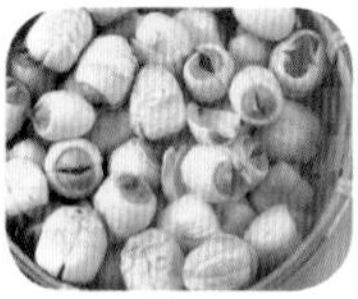

蓮子

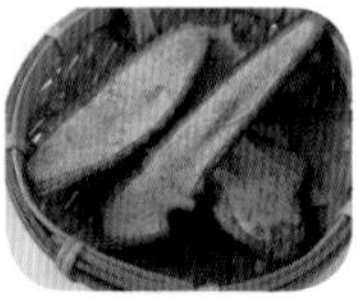

桑寄生

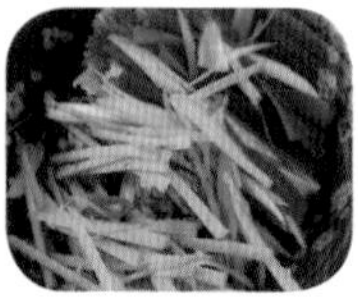

蔥、薑切絲

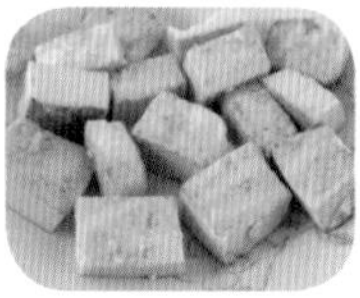

煎豆腐

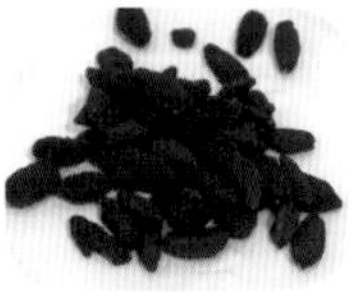

枸杞子

{美容食藥膳}

板栗山藥雞湯

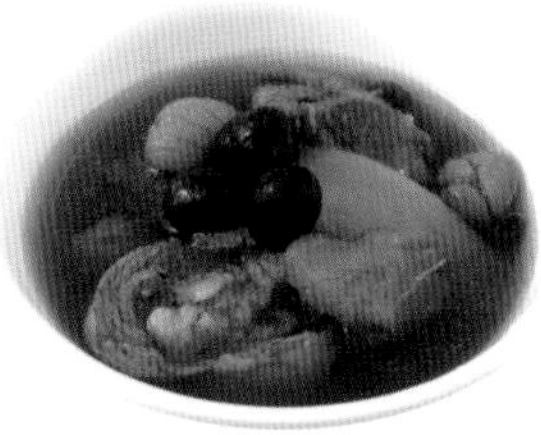

藥材：山藥…三〇克、人蔘…五克、紅棗…八粒、枸杞子…適量

食材：栗子…五〇克、雞腿…兩隻、薑片…少許

調味料：鹽…適量

做法：

❶ 將雞肉汆燙去血水、切塊。

❷ 在鍋中注入適量清水燒沸，放入所有材料用大火煮滾，接著轉小火煮兩小時，加鹽調味即可。

功效：

本湯品可補中益氣，滋補氣血，增強抵抗力。

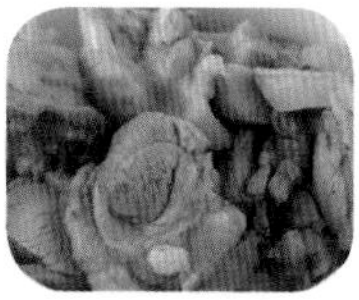

雞腿汆燙

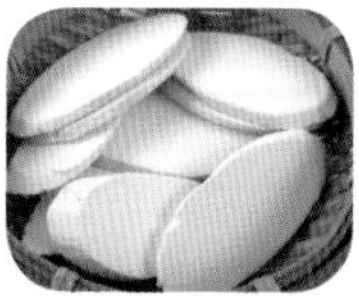

山藥

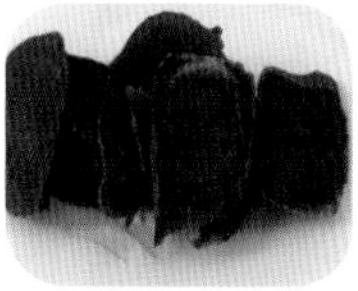

人蔘

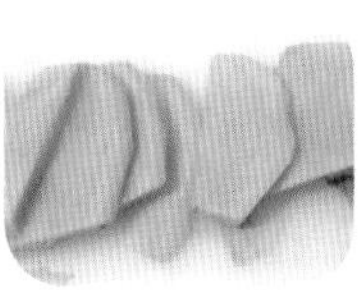

薑切片

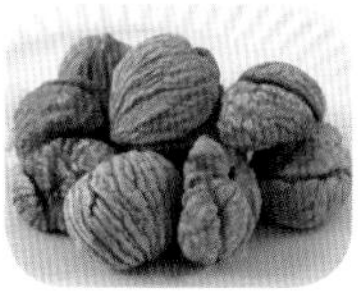

栗子

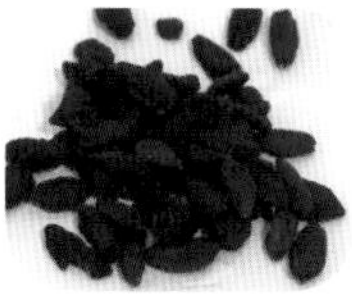

枸杞子

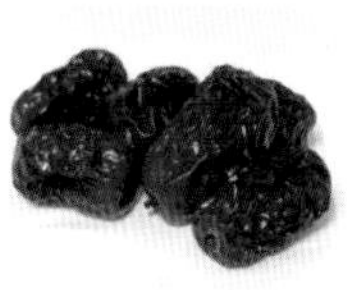

紅棗

{美容食藥膳}

當歸雞湯

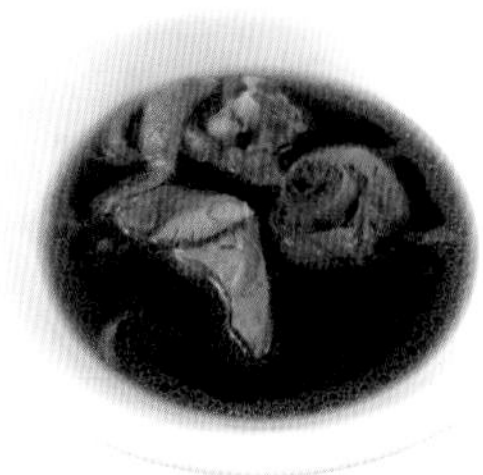

藥材： 當歸…一五克、熟地黃…一五克、女貞子…一二克

食材： 雞腿…一隻、薑…適量

調味料： 米酒、鹽、胡椒粉…各適量

做法：

❶ 將雞腿切塊汆燙去血水後備用；把薑切片。

❷ 將藥材分別沖淨，裝入過濾袋中。

❸ 在鍋內注入清水，加入雞肉塊、藥袋、米酒、鹽、薑片、胡椒粉，用大火煮沸後，改用小火燉到肉熟，揀去藥袋即可食用。

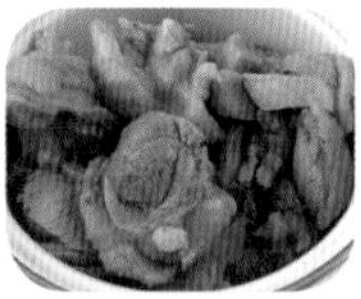

雞腿汆燙

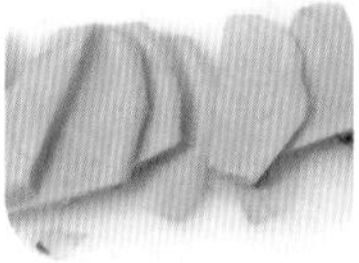

薑切片

功效：

此湯品可滋養補血，強健體質，養顏美容，紅潤肌膚。

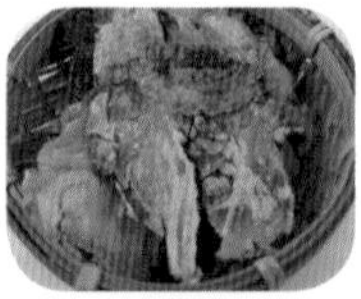

當歸

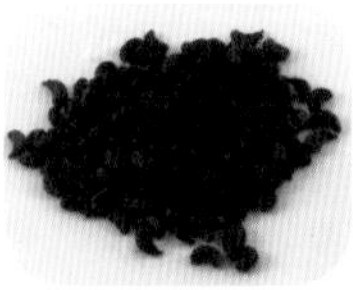

女貞子

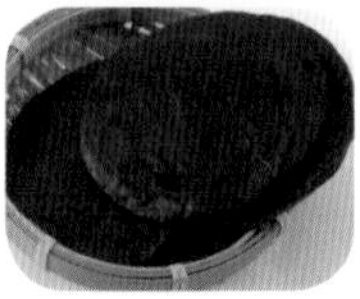

熟地黃

{美容食藥膳}

養氣蛋花湯

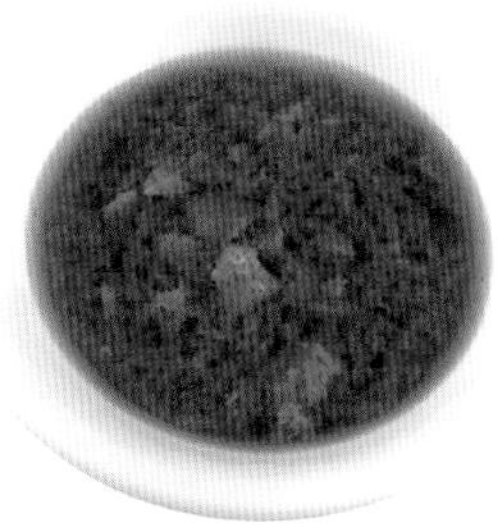

藥材：小茴香…六公克、菟絲子…一五公克、桑寄生…一五公克、蜜炙黃耆…一五公克

食材：雞蛋…兩顆

調味料：鹽…適量

做法：

❶ 將小茴香、菟絲子、桑寄生、黃耆裝入過濾袋，放入鍋中，加入適量的水，煎煮兩小時。

❷ 取出藥渣，趁湯沸時打入蛋花，加鹽調味即可。

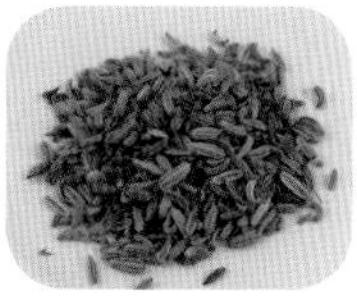

小茴香

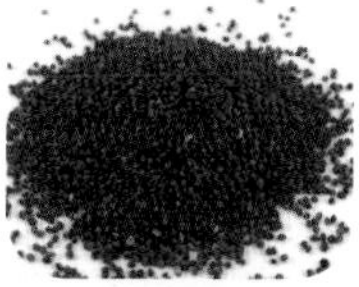

菟絲子

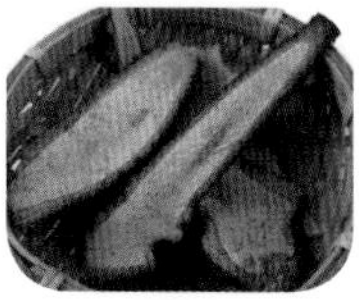

桑寄生

功效：

補腎祛寒，滋養元氣，預防早衰。

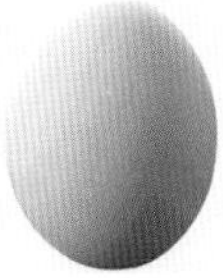

雞蛋

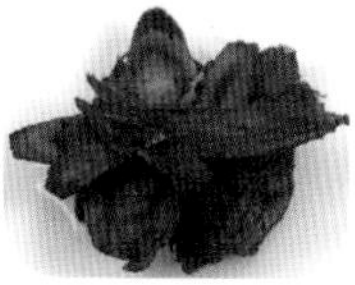

蜜炙黃耆

{美容食藥膳}

當歸紅棗煲牛腱

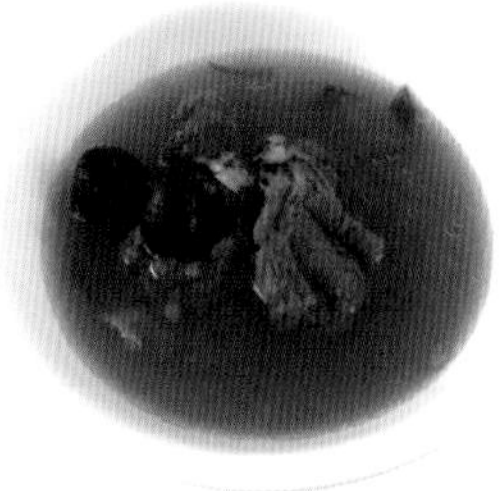

藥材： 當歸…二〇克、紅棗…六粒、牛腱肉…四〇〇克、薑…適量、蔥…適量

調味料： 鹽…適量

做法：

❶ 洗淨當歸、紅棗；將薑切片；蔥切段；將牛腱肉汆燙去血水，撈起，放涼，切片。

❷ 另用鍋子注入清水一〇〇〇毫升左右，將當歸、紅棗、牛腱肉一齊放入，以中火煮一個半小時後加鹽調味即可食用。

功效：

當歸補血活血，紅棗養血益氣，牛肉補腎養筋，此湯有補血補腎，養顏美容，潤澤肌膚的功效。

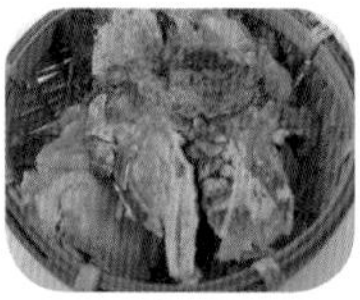

當歸

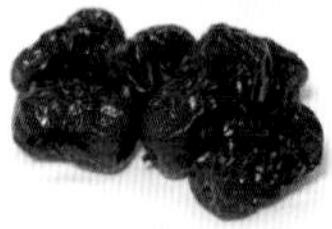

紅棗

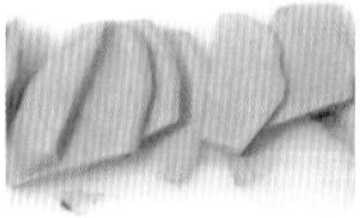

薑切片

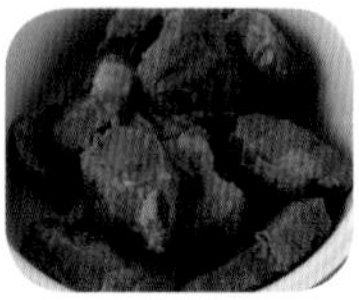

牛腱

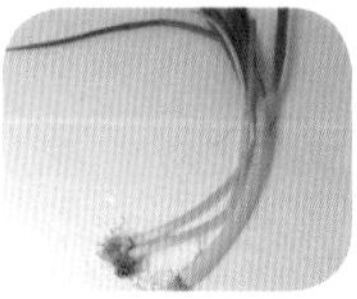

蔥

{美容食藥膳}

杜仲燉排骨

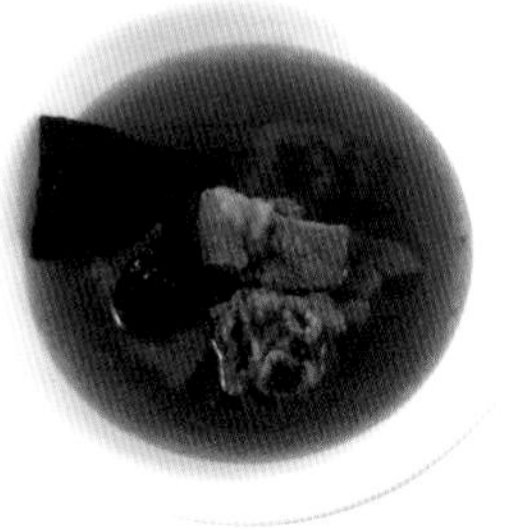

藥材：杜仲⋯一五克、紅棗⋯六粒、枸杞子⋯適量

食材：豬排骨塊⋯三〇〇克

調味料：米酒⋯一大匙、鹽⋯適量

做法：

❶ 洗淨所有藥材備用；將排骨汆燙。

❷ 將所有材料及米酒一起放入電鍋內鍋中，加入適量水，外鍋加一杯水。等煮好後趁熱加鹽調味即可。

功效：

杜仲有補肝腎，強筋骨，改善腰膝痠痛的效果。

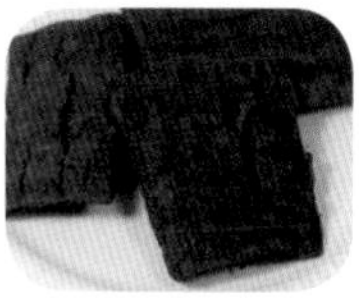

杜仲

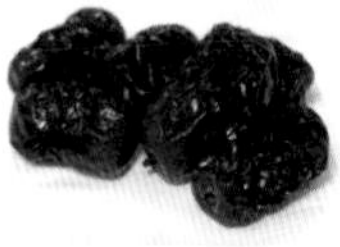

紅棗

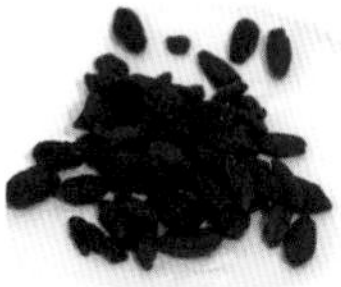

枸杞子

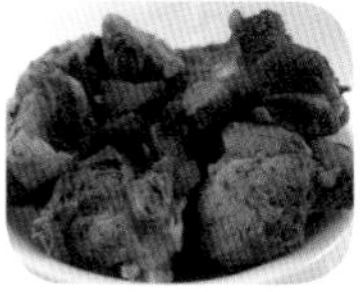

排骨

{美容食藥膳}

蓯蓉海參瘦肉湯

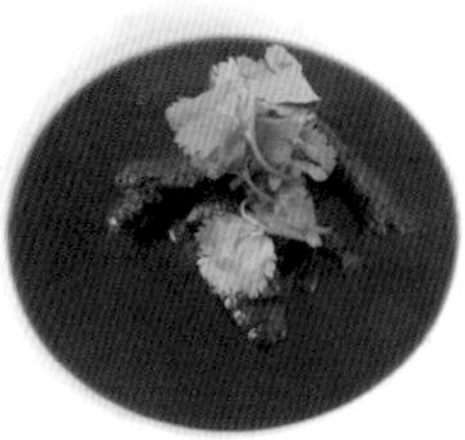

藥材： 肉蓯蓉…五○克、枸杞子…三○克、熟地黃…三○克

食材： 豬瘦肉…六○克、海參…五○克

調味料： 鹽、香菜…適量

做法：

❶ 將藥材洗淨備用；泡發海參；將豬瘦肉洗淨切片。

❷ 把全部材料放入燉鍋中，加適量清水，用小火煮三小時，加入鹽及香菜即可食用。

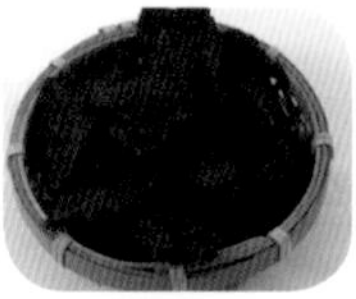

肉蓯蓉

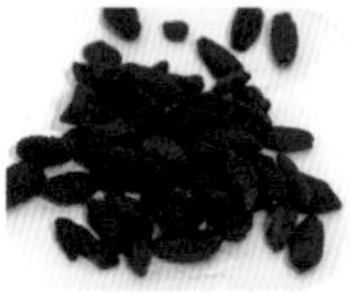

枸杞子

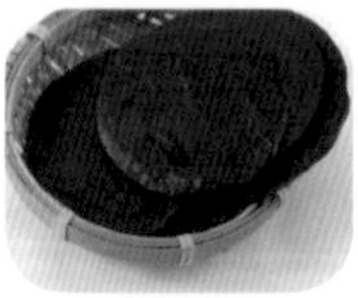

熟地黃

功效：

補腎益精，養血潤膚。改善體弱多病、倦怠乏力。

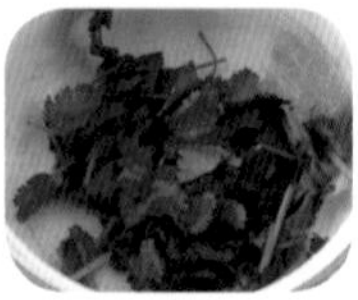

香菜

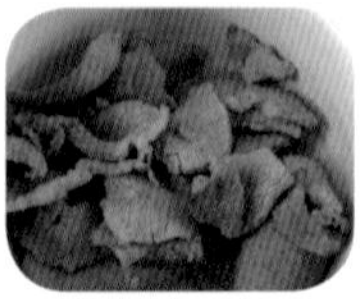

燙豬肉片

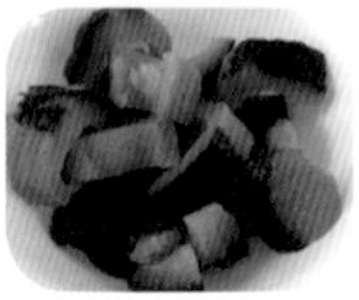

海參

國家圖書館出版品預行編目（CIP）資料

二十四節氣養生美容書 / 王玫君作 . -- 初版 . --
新北市 : 世茂 , 2016.05
面；　公分 . --（生活健康 ; B408）
ISBN 978-986-92837-2-4（平裝）

1. 藥膳 2. 養生 3. 食譜

413.98　　105003680

生活健康 B408

二十四節氣養生美容書

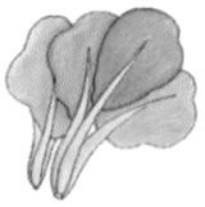

作　　者 —— 王玫君
主　　編 —— 陳文君
責任編輯 —— 楊鈺儀
插圖繪製 —— Herponpon（小痕跡設計）
封面設計 —— 季曉彤（小痕跡設計）
出 版 者 —— 世茂出版有限公司
地　　址 ——（231）新北市新店區民生路 19 號 5 樓
電　　話 ——（02）2218-3277
傳　　真 ——（02）2218-3239（訂書專線）
（02）2218-7539
劃撥帳號 —— 19911841
戶　　名 —— 世茂出版有限公司 單次郵購總金額未滿 500 元（含），請加 50 元掛號費
世茂網站 —— www.coolbooks.com.tw
排　　版 —— 戴佳琪（小痕跡設計）
製　　版 —— 辰皓國際出版製作有限公司
印　　刷 —— 祥新印刷事業股份有限公司
初版一刷 —— 2016 年 5 月

I S B N —— 978-986-92837-2-4
定　　價 —— 350 元

黏貼處

世茂好書·讀者心靈

世潮精典·智慧同行

電話：(02) 22183277
傳真：(02) 22187539

廣告回函

北區郵政管理局登記證
北台字第 9702 號
免貼郵票

231新北市新店區民生路19號5樓

世茂
世潮 出版有限公司 收
智富

黏貼處

請沿虛線剪下裝訂寄回，謝謝！

讀者回函卡

感謝您購買本書，為了提供您更好的服務，歡迎填妥以下資料並寄回，我們將定期寄給您最新書訊、優惠通知及活動消息。當然您也可以E-mail：service@coolbooks.com.tw，提供我們寶貴的建議。

您的資料（請以正楷填寫清楚）

購買書名：________________________

姓名：__________ 生日：______ 年 ____ 月 ____ 日

性別：□男 □女 E-mail：________________

住址：□□□______縣市________鄉鎮市區________路街
______段______巷______弄______號______樓

聯絡電話：________________

職業：□傳播 □資訊 □商 □工 □軍公教 □學生 □其他：______

學歷：□碩士以上 □大學 □專科 □高中 □國中以下

購買地點：□書店 □網路書店 □便利商店 □量販店 □其他：______

購買此書原因：___ ___ ___ ___ ___ ___（請按優先順序填寫）
1封面設計 2價格 3內容 4親友介紹 5廣告宣傳 6其他：______

本書評價：
___ 封面設計 1非常滿意 2滿意 3普通 4應改進
___ 內　　容 1非常滿意 2滿意 3普通 4應改進
___ 編　　輯 1非常滿意 2滿意 3普通 4應改進
___ 校　　對 1非常滿意 2滿意 3普通 4應改進
___ 定　　價 1非常滿意 2滿意 3普通 4應改進

給我們的建議：--
